真实的外科医生

THE NAKED SURGEON

[英] 萨梅尔·纳西夫 著
林 雷 周黎瑾 译

世界图书出版公司
上海·西安·北京·广州

图书在版编目(CIP)数据

真实的外科医生/(英)萨梅尔·纳西夫著;林雷,周黎瑾译. —上海:上海世界图书出版公司,2017.8
ISBN 978-7-5192-3406-5

Ⅰ.①真… Ⅱ.①萨… ②林… ③周… Ⅲ.①外科手术—普及读物 Ⅳ.①R61-49

中国版本图书馆CIP数据核字(2017)第165125号

书　　名　真实的外科医生
　　　　　Zhenshi de Waike Yisheng
著　　者　[英]萨梅尔·纳西夫
译　　者　林　雷　周黎瑾
责任编辑　胡　青　芮晴舟
装帧设计　彭　亮
出版发行　上海世界图书出版公司
地　　址　上海市广中路88号9-10楼
邮　　编　200083
网　　址　http://www.wpcsh.com
经　　销　新华书店
印　　刷　上海景条印刷有限公司印刷
开　　本　787 mm×1092 mm　1/16
印　　张　12
字　　数　135千字
印　　数　1-4000
版　　次　2017年8月第1版　2017年8月第1次印刷
版权登记　图字09-2016-767号
书　　号　ISBN 978-7-5192-3406-5/R·429
定　　价　58.00元

译者的话

剑桥大学帕普沃思医院是英国最好的心血管专科医院。该院心外科每年有两千多台心脏外科手术，除了常规开展的搭桥手术、瓣膜手术、大血管手术，还包括了70多台的心脏移植、世界手术量最高的肺动脉取栓术、人工心脏植入、血管腔内瓣膜治疗等。

有幸在2012年和2015年两度赴该医院参观学习。感触颇深！从我考入医科大学，接触这个领域，至今也30多年了，亲历

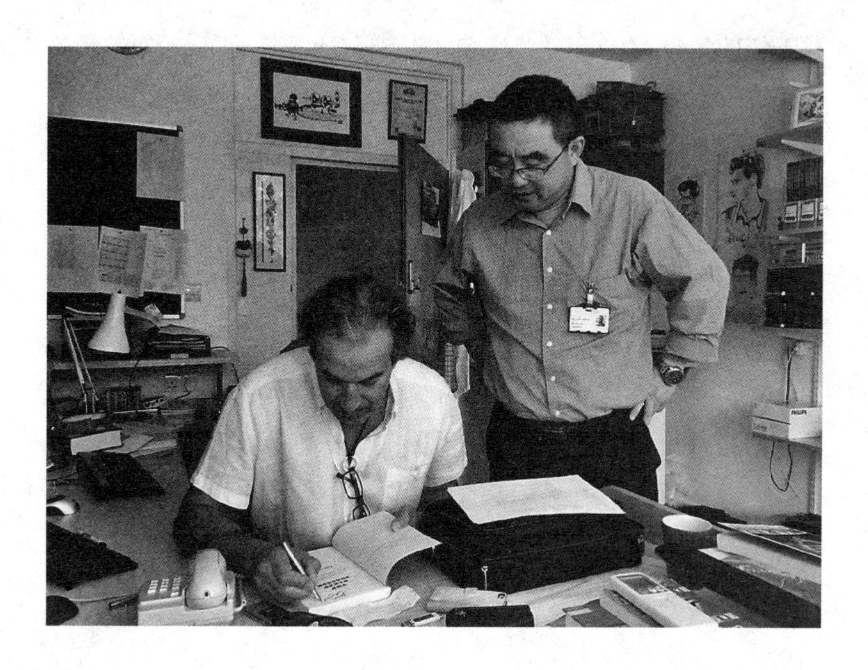

了我国改革开放以来的大发展，亲眼目睹了我国卫生事业的飞速进步，但是相较于英国这个老牌的资本主义国家，我们的差距是全方位的。

其实，病房、监护室、手术室，基本上每一样先进的仪器我们都有。但是，他们真正做到了每一个需要的病床都配置完全，而且所有的仪器设备都天天在用！相较之下，我们常常是重点部门有一台，费用不成问题的患者才用。用高昂的价格进的设备往往由于更昂贵的使用费用而被闲置。尤其是跟随心脏移植团队到英国的基层医院"取心"，人员设备更是我们的基层医院不能比的。

在国内，常常有医生、护士叫苦叫累，高强度长时间的工作让所有人疲惫不堪、满腹怨气。在英国你碰到的医护人员往往是精神抖擞、满面笑容的。为什么？难道他们是超人？那么为什么中国医师护士到了那边工作面貌也会焕然一新呢？在上海我工作的单位，有1 300张床位，大概有2 600个职工。而在英国剑桥，帕普沃思医院职工数和我们差不多，床位300张不到。加登布鲁克医院，床位数和我们差不多，8 000多职工。要知道，英国的人头费可比中国贵多了。

英国有一个NHS，英国国民健康保险制度，有点类似我们的医保。这个东西有一个让我吃惊的特点，那就是几乎所有的人：医生、护士、医院管理人员、患者、家属，都说它好。有一位医生还专门自豪地为我比较，贬低了美国的医疗保险制度。很奇怪是吗？在这么一个大多数人对欧盟都不满意的国家居然有一个人人满意的卫生系统！

不能深究了。

萨梅尔·纳西夫是一个相貌堂堂的外科医生，人高马大，看上去很有威严。但当我看了他的手术，或者说欣赏了他的手术，忍不住想到了心灵手巧这个词。当我阅读了他的文字，又有所接触，我在心里说，这是个聪明人。他是EuroSCORE模型的创造者，这个模型已经成为我们的行业标准。我是先经李艳雪推荐(帕普沃思医院的资深医生助理，一位河南美女)看到The Naked Surgeon这本书的，立刻就被吸引了，不仅仅是书中倡导的质量控制，患者的选择，大数据有时候的误导，主要是字里行间流露的那种幽默和睿智，让人欢喜赞叹、欲罢不能。

萨梅尔医生很有想法，而且有把自己的想法付诸实践的冲动和能力。有机会翻译他的大作是我的幸运。本书不能算作一本专业著作，当然也不是一本科普读物，要给它做一个定位真的很难，好在它的可读性非常强。这应该是一本让你开拓思维，脑洞大开，语言生动的休闲读物。如果能够让你在面对手术、医生、医院、网上各种数据的时候，面临艰难选择的时候有所帮助，那我们就是做了一件有意义的事情。

周黎瑾医生在本书的翻译中给予了很大的帮助，感谢她几个月来手术之余的伏案工作。

感谢芮晴舟小姐和世界图书出版上海有限公司的大力支持。

林　雷

2017年3月20日

序

萨梅尔·纳西夫(Samer Nashef)医生在1992年被聘为帕普沃思医院的带组医生,我很高兴能和他成为同事。很快我们就意识到了,我们的团队拥有了一位有异常天赋和进取心的外科医生。他不仅在成人心脏外科领域已经有了广泛的经验,是一位技术精湛的外科医生和睿智的临床医生,而且他善于发现问题,这促使我们严格审视手术过程,发现可以改进的地方。

在有些时候,后者的这种能力会成为一种动力,帮助心脏外科医生能更坦然地接受手术的结果。这才产生了欧洲心血管手术危险因素评分系统模型(EuroSCORE: European system for cardiac operative risk evaluation)来预测心脏手术的结果,使外科医生之间和各个国家之间可以进行手术结果的比较。这个模型在欧洲和许多其他地方被广泛使用,它刺激外科医生去改善心脏手术的预后,因此拯救了许多人的生命。

纳西夫医生的书中提到了一些有趣的例子,如外科医生是否应该在一台患者直接撂在手术台上后立即进行另一台手术?又如外科医生的风险预测是否可以度量,度量的结果是否会影响手术的预后?这些例子都是他调查影响手术结果的因素时得到的。他帮助患者理解复杂的问题,如通过死亡率的数据帮助患者理解外科医生提供的治疗的风险和收益，最后做出明智的决定。在更广泛的层面上，纳西夫医生提供了有力的证据反驳了那些由非专业人士提出的有问题的目标和排名，这些悖论会误导患者，打击医生的信心。

《真实的外科医生》是一本引人入胜的读物，患者和医生都会对它感兴趣。它还应该得到健康政策制定者、医院管理者和健康经济学家的关注。

特伦斯·英格利希爵士(Sir Terence English)，

KBE, FRCS, FRCP

英格兰皇家外科学院前主席

前　言

1977 年时，我还是一个医学生，那时我非常的不喜欢外科医生。他们只擅长动刀，对非手术领域的其他广阔的医学领域非常的傲慢和无知。我的许多同学也有同样的感觉。开始我以为是我年轻才存在这种偏见，但在我实习的过程中，我发现了一些关于手术的实际情况却验证了我以为的偏见是有根据的。

在 20 世纪 70 年代的英国医学院，医学生实习期间会在不同的时间段内被划归到不同的小组，时间通常是几周。这些小组常由两三个高年资的医生组成，专注于一项临床工作，如普外科、普内科或者泌尿外科之类。我们这些医学生必须围着该小组负责的病房打转，可以就看见的病例问他们一些相关的问题，有时也努力回答这些高年资医生提出的问题。偶尔，这些忙碌疲惫的医生会想要教会我们一些知识，我们就有机会在患者的床边或在病房的走廊里学习临床知识。为了换取这些潜移默化式的学习机会，我们这些医学生大部分的时间是帮助低年资的医生完成病史书写，最重要的是完成获取患者每日血液样本的任务，虽然血标本的数量令人难以想象的多。这些检查是为了在患者住院期间明确诊断和制定治疗方案。看吧，我们医学生的生活就是这样，在不同的小组间轮转，努力地去学习相关的临床知识，适应医院的环境，还有像吸血鬼一样得到无数的血液样本。

我的下一个轮转小组是一个教授级别的外科小组，也就是通常说的学术外科组，这个小组的高年资外科医生有大学的教学职位，如“讲师”或“教授”。他们不仅做手术，而且献身于医学的教学和科研。在这 2 个月的时间里，我们做平常做的事，写病史和抽血，但也给了我们一个格外的任务。我们每一个医学生被分配到一个题目，在我们离开这个小组前的最后一个周五，我们要在小组所有的外科医生、教授、讲师和实习同学面前，围绕这个题目进行简短的汇报。

我被分到的题目是“急诊动脉手术”，听上去非常的吸引人。在那个时候血管的手术不多，所以急诊血管手术让人大开眼界。

我发现了 2 例这样的手术。第 1 例是“股动脉取栓术”，就是把血栓从大腿的主要动脉中取出来。这个患者是因为心脏有问题，血栓长在了心脏里面。随着心脏的跳动，血栓掉了下来（医学术语就是血栓变成了一个栓塞物），从心脏进入了外周循环，直到它卡在了下肢的供血血管股动脉处。被栓塞的下肢会温度下降、变得苍白，患者会疼痛，除非尽快地进行股动脉取栓术，把血栓去除，否则栓塞的下肢会出现坏死，最后不得不进行截肢。听上去是个惊心动魄的手术，不过和我发现的第二个病例——修复破裂的“腹主动脉瘤”一比，简直是小巫见大巫。

主动脉是身体里最大的动脉，像一根粗的软管。它从心脏发出，向后弯曲向下，就像以前流行的拐杖，穿过胸腔，到达腹腔和下肢，沿途发出很多分支血管，这些血管供养着身体的各个器官。有的时候，腹主动脉的血管壁因为年龄和疾病会变得脆弱。

在高血压的无情摧残下，主动脉开始向外膨出像气球，导致动脉瘤。最终，它会像大多数的气球一样爆炸。动脉瘤破裂后患者会突然死亡或者发生急性休克，大量的血液和血凝块积聚在腹腔内，除非紧急进行手术换掉破裂的血管以人工血管代替，否则死亡是必然的。

我去图书馆搜寻更多有关这种疾病的资料：如病因、哪些人会患这种疾病、它有哪些症状、会合并哪些疾病以及患者的存活率。我发现，尽管做了手术，仍然有大约一半的患者死亡。我似乎应该去找一些具体的病例来丰富我的汇报，同时也能发现这个医院做这样一个手术的经验。在当时，关于腹主动脉瘤破裂的文章不多，所以我野心勃勃地决定搜集这个医院最近 10 年收治的腹主动脉瘤破裂的病例。

这是一项艰巨的任务。当时还没有临床电子数据库。所有患者的病史都在病史档案室，它在医院的地下室，那里堆积着旧的病史，没有窗户，散发着一股霉味。病史还是卡片建档系统，缺乏条理性，有时病史室的管理员也找不到需要的病史。我把 1 个多月的空余时间都花在了病史室，终于找到了 46 例腹主动脉瘤破裂的病例。

我总结了所有病例的特点、术中发现和手术预后，试图发现手术成功的决定因素。令我吃惊的是，我假设的所有与生存有关的重要因素都是错误的。我曾假设延误诊断会导致死亡，这是错的。我猜测延迟治疗会导致死亡，这也是错误的。我认为年龄大、病情重的患者或者存在肾功能损伤的患者死亡率高，同样这还是错误的。

有两个因素提示了预后。一个因素是患者到达医院时休克的程度，那些到达医院时已经出现心率快、血压低、外周湿冷的患者预后差，而那些血压正常正处于休克代偿期的患者预后好。第二个因素是谁做的手术。让我吃惊的是，预后好的结果多出自一对主要开甲状腺和乳腺手术的外科医生，而预后差的结果却出自血管外科组，就是我现在待的这组很牛的外科组。引起死亡的原因很多，但是半数以上与手术技术有关，如吻合口出血。

这是多么让人吃惊啊！这怎么可能！原本应该是做这类手术最好的外科医生，却获得了最差的预后，这到底是怎么发生的？

意识到事情的严重性，我又核对了我的统计 2 次，然后把结果写在了我简短的报告上，在结尾处写上了做手术的外科医生的名字和各自的手术成功率。干完这一切我愉快地去泡吧了。总觉得自己在这组实习结束可以有个好评，至少也写了一篇外科医生感兴趣的科学论文，这对于一个三年级的医学生来说还不坏。

最后的周五终于到了。那真是个好天。我们拿着汇报的透明胶片走进小讲座礼堂。我的发言在最后，带着一点点不耐烦，我还是有礼貌地聆听我的同学汇报他们的题目，并且回答带教老师提出的问题。终于轮到我了。我站在讲台上，在投影仪上放上我的第一张透明胶片，开始汇报。当我列举病例、引用数字并且解释我的分析时，观众们露出了一丝兴趣。而当我开始讲到预后和影响生存的相关因素时，注意力明显地提升了。最后我开始讨论手术医生和预后之间的关系，这时讲课礼堂里的气氛变得有点阴冷。我把最后一张胶片放在了投影仪上。

胶片的左边写着生存率，从高到低，从70%到25%。胶片的右边写着做手术的外科医生的名字，我用一张白纸盖住了。我问台下的听众，他们是否想知道右边的医生名字。整个礼堂一片肃静。没有人咳嗽，没有人移动，甚至没有大声喘气的。

我僵在了那里。

过了很长一段时间，一位高年资的医生（他后来成了一位有名的外科教授）看了看周围，说："我不是太有兴趣知道。其他人呢？"传来一阵嘟囔声和咳嗽声，看来没有人对此有兴趣。听众们鱼贯而出，没有反馈，没有表扬，我默默地把我的讲课内容收了起来。实习结束时，我得了一个"C－"，刚刚过线，给我的评语是"一个傲慢，不知道自己不足的学生"。

过了2年，我们医学生的生涯结束，作为住院医师开始找工作。所有新毕业的医学生在获得医学总会颁发的全科注册证前，都要在外科专业和内科专业各待6个月。我在医学院的教学医院获得了内科住院医师的职位，但是在外科却遇到了困难。令人沮丧的是，我的大部分申请在面试前就被拒绝了。在漫长的等待后，终于有一家离我们学校63公里的地区医院的外科医生要求我去面试。我找出了我的细条纹西装、简洁的领带和有点旧的黑皮鞋，打扮一番后和另外3位面试者一起等待面试。

走进办公室，我立刻就认出了眼前这位穿着时髦的外科医生，他是2年前那个学术外科组的高年资实习医生。

"啊，是你啊！"他抬头看了看我。

"是啊！"我试图愉悦地回答。

"真是糟糕……"他嘟囔，同时把我领到办公室门口，"我复制了一份你的学习报告，并且不止一次地研读过了，无论如何我应该告诉你，让你高兴一下。下一位，请。”

面试就这样结束了。我突然意识到，我医学生时期的作为使我上了外科领域的黑名单。我简直要疯了，当时有一种冲动，想去好好地检查一下他们外科手术的预后。

我恨外科医生。

目　录

1

走出黑暗时代

直到几百年前，对患者来说医学和各种治疗手段就是一种信仰。早期的医学很多都没有科学依据，只有在现代，一些确凿的证据才能证明治疗是有效的。一旦我们发现治疗有效，下一步就是要知道这种效果到底有多少。这个问题也是最近十几年才提出的。

现在，大多数的医疗行为都有科学依据，绝大多数的医生都遵循“循证医学”来行医。因此我们有理由询问：那些诊治我们的医生到底做了什么？就像我作为一个医学生时提出的一样的问题。

我现在是一名心脏外科医生，并以此骄傲。我知道对于我的患者来说，我做的治疗大部分是有益的（当然也会有很少一部分患者会受到无法预料的伤害），但是我的介入干预产生的影响绝对是积极的，就像绝大多数同僚做的那样。在百年或更久以前却不是如此。许多所谓的权威人士，也就是我的医学前辈们提出的治疗方案，有时不仅是无用的，甚至是有害的。

我在这所说的医学前辈是指受过医学教育，并且宣誓过希波克拉底誓言的真正的医生，不是那些江湖郎中，或所谓信仰替代治疗的医生。这些前辈们用水银这种对人体有毒的重金属治疗梅毒，这种治疗方法完全不能缓解这种疾病。他们还用放血的方法治疗疾病，患者或者被强迫卧床治疗，或者被长时间监禁在疗养院内。我的那些前辈们还在没有无菌条件甚至没有基本卫生条件的肮脏的剧院中做一些没有必要的手术，如包皮环切术、肠切除术或其他可商榷的手术，结果引起了严重的甚至是致死性的感染。更糟糕的是，他们提出的治疗方法是基于他们强大的自信，而不是说在给患者进行治疗前，需要证明这种治疗方法是有效的。

在过去的一个世纪，医学已经从被掩盖的巫术转变成有疗效的治疗。在过去的 20 多年，我们看到了医学革命的到来：对医疗质量的控制。我们开始选择安全及有效的治疗，这才是正确的治疗方法。

在这本书中，我将探讨医疗质量的控制如何成为内科和外科不可或缺的一部分。在几千年的医疗实践中，医疗质量控制的概念是最近才提出的。很长一段时间内，医学界的大佬们并不想知道如何进行质量控制。就像我 30 年前发现的，我仅仅是问了一个关于医疗质量的问题就遭到了外科同僚们的排斥。*

讽刺的是几年后同一家医院，由于一起不良的医疗质量控制的事件演变成了一个大丑闻，这是医疗行为和医疗态度的巨大改变。这起丑闻是关于心脏外科的。

事情的起因是 1992 年 5 月 8 日英国讽刺杂志《私家侦探》报道了布里斯托尔皇家医院的心脏外科在小儿心脏手术上的高死

---

* 事实上在发生的这么多事情中，我被列入外科医生的黑名单是一件轻微的受害事件。我只是不再在我的教学医院周边找寻住院医生的职位，我向两个离我们教学医院有点距离的城市分别申请了住院医生的职位，而且很快都得到了回复，我又陷入了难以取舍的情况。

亡率。史蒂夫·伯尔辛(Steve Bolsin)医生帮助揭露了这起丑闻。1988年,他在布里斯托尔医院被聘为麻醉科带组医生,他和他的妻子玛吉(Maggie)非常喜欢这座田园风格的城市,打算在这个城市好好经营他们的生活。只是他没有想到布里斯托尔会成为他梦想的终点,也成为许多原本在其他地方做手术可能存活的小朋友的墓地。

伯尔辛医生在布里斯托尔医院小儿心脏外科工作后不久,他就发现小儿心脏手术的时间异常的长,而且手术存活率没有他认为的好。几个月以后,一次对小儿心脏外科专家的评审会议证实了他的猜测。布里斯托尔医院的小儿心脏手术的死亡率异常的高,而且不是小的差异,死亡率是手术预期的许多倍,甚至在一些有标准方法的相对简单的心脏手术也是如此。而在一些相对复杂的手术,或者一些新的手术中,死亡率更是让人震惊。

随后他又发现,这样差的预后是个公开的秘密。许多人都知道布里斯托尔医院的小儿心脏手术死亡率高,但是他们却不采取任何措施去敦促改进。这个领域的专家只是谈论这件事,而内科医生则尽量避免把自己的患者送到布里斯托尔医院进行手术治疗。对加迪夫和普利茅斯的患者来说,布里斯托尔医院是最近的儿童心脏中心,但是小儿科心脏病学医生却舍近求远,把自己的患者送到南安普顿的心脏中心进行治疗,这要远得多。事实上,威尔士的患儿也绕过布里斯托尔到南安普顿去手术治疗。

这种状况持续了数年,没有人去揭开这个问题的盖子,直到伯尔辛医生勇敢地站了出来。在个人调查和认真地核对数据后,伯尔辛医生在小儿心脏外科数次阐述了他对这件事情的看法，甚至也找医院的管理层谈过，但是他的报告石沉大海，有时还会受到威胁。不得已，最后他选择利用媒体来揭露这件事。*

这次事件改变了医学的历史。它不仅是揭露了医疗丑闻，而且展开了针对小儿心脏手术不良预后的公开调查。调查的规模是空前的。在布里斯托尔医院治疗过先天性心脏病的患儿的家属被要求提供证据。此外，调查还询问了布里斯托尔医院的医生、护士和管理人员。其他医疗中心的医学专家、医学组织和医学院的代表也被要求就调查结果发表意见。整个调查一共花费了 1 500 万英镑(约 1.26 亿元人民币)。调查结果在 2001 年公开发表，调查显示，在 1984～1995 年期间，大约有 171 个患儿如果在其他中心进行手术，预后可能是存活的。调查报告针对布里斯托尔医院的小儿心脏外科还提出了 198 项建议，包括需要对预后进行监测、医疗数据的透明和其他一系列与医疗质量相关的措施。随着公众对这个医疗丑闻强烈不满的持续发酵，报告中提到的一系列建议引发了当时医学界盛行一时的医疗文化的改变。医疗专业需要警钟长鸣。对患者的治疗如果没有达到已经制定的标准的临床结果，那么这种治疗就被认为是不正确的。这有效地改变了过去医疗机构里那种隐晦、自大和高傲的保守气氛。人们开始关注对医疗质量的监测。

心脏外科由于其特殊性成为这种变革的先锋。首先，心脏手术的数量有限，大部分的手术是冠脉搭桥和瓣膜手术。其次，对于预后的判断相对容易，要么生存，要么死亡。事实上，自心脏外科建立以来就一直在监测手术的预后，因为心脏外科是一个年轻的专业，它需要用好的预后结果来证明，对患者来说，这

---

* 伯尔辛医生发现他们不能再在布里斯托尔继续生活和工作了，就去了澳大利亚。由于他的揭露，使得这件丑闻被列在了附录 A 中。

种与药物治疗相比有更大风险和巨大创伤的手术是可以在手术后获得更大益处的，这样心脏外科才能得以发展。再者，心脏外科有很好的风险预测模型，可以让外科医生对治疗结果有个预判。通过预测结果和实际预后的比较，我们就可以清晰地知道我们治疗的正确与否。

心脏手术之所以让人震撼，是因为在很长一段时间里都没有心脏手术。心脏是全身系统的一个泵，如果泵出现了问题，就需要用修管道的类似方法解决。你是如何修理堵塞的下水道和漏水的阀门的？2000 多年了，心脏领域一直是内科医生的专属领地，是外科医生的禁地，这种禁忌是如此的强烈！1889 年现代外科学之父西奥多·比尔罗特（Theodor Billroth）医生就曾说过："一个敢缝合心脏伤口的外科医生会身败名裂。"

心脏不能进行手术主要有 2 个原因。一个原因是肺。肺是人体一个像海绵一样进行气体交换的器官。左、右肺在 1 分钟内充气、放气十几次，吸入氧气，排出二氧化碳，但是肺组织不会主动做功，它依赖呼吸肌的收缩和舒张来带动胸廓运动，进而带动肺的膨胀和收缩。肺和胸廓之间是一个密闭的腔，称为胸膜腔，它保证了肺跟随胸廓的运动而运动。一旦打开胸腔，胸膜腔的密闭性就不复存在，肺与胸壁的联动关系就会消失，肺的呼吸功能立即会停止。无畏的心脏外科先锋曾经认为心脏和肺在不同的腔隙内，应该很容易对心脏进行操作，但是打开胸腔后没几分钟患者就因为缺氧而死亡。直到 19 世纪后半叶气管插管技术的出现，普胸外科手术才得以开展。气管插管技术就是将管子插到气管内，人工地将空气或者氧气输送到肺。这项技术使得麻醉过程更安全和更可控，也使得很多的开胸手术得以开展。

第二个原因是心脏本身。这个和你的拳头差不多大小的肌肉组织，每分钟大约要泵出 5 升的血液到全身去，输送氧气和营养物质到各个器官。事实上，一个成年人的平均血容量大约只有 5 升，也就是说，你的全部血液在每分钟都要全身循环一次。因为身体没有血液供应就不能存活，所以如果心脏一旦停止了跳动死亡就会来临。当然，机体的不同器官对缺血的耐受性是不同的。你的大腿如果缺血半个小时可以完全恢复正常，但是如果大脑缺血缺氧几分钟通常就不能完全恢复到正常。

对心脏进行手术，需要触碰心脏、搬动心脏、挤压心脏，甚至有时需要抬起心脏。所有的这些操作都会影响到心脏泵的功能，影响到全身的血液供应，几分钟可能就会引起脑的损害或者患者死亡。因此，唯一可以做的心脏手术就是耗时极其短的手术：花几分钟把心脏内的缺损补上。这种令人沮丧的情况在 20 世纪中叶得到了改变，一种精巧的设备——人工心肺机诞生了，它能代替心脏和肺的功能，在外科医生进行心脏操作时给患者的全身提供含氧的血液。1953 年约翰・吉本（John Gibbon）医生在美国费城首先成功地使用了人工心肺机进行了心脏手术，从此，心脏外科的发展进入了一个光明的新纪元。

对心脏外科来说，人工心肺机的发明就像奥运会短跑比赛的发令枪声，从此心脏外科以令人不可思议的速度发展起来。到 20 世纪 60 年代，心脏手术已经不再被认为是疯狂的事情，越来越多的患者从中受益。心脏外科不再是患者死马当活马医的最后一根救命稻草，而是成为现代医疗中一个常规的组成部分。毫不让人意外，拥有昂贵的高新技术的心脏外科在很多国家的主要大医院如雨后春笋般地发展起来。

20 世纪 80 年代初，我在布里斯托尔皇家医院做实习医生的时候，心脏外科是个让人胆战心惊的科室。当时像我一样的实习医生是医院体制里低年资医生里的小医生，在有些科室我们并不受欢迎。即使是受欢迎，我想我们也会被禁止进入心脏外科的重症监护室，在监护室门口写着“监护重地，非请勿入”。对于我们这些医学院的学生来说，心脏外科的专业性太强，并不是我们医学院毕业必须的课程。但是无论如何，当心外科带组医生决定要手术了，作为一个住院医生和打杂的医学生，我有责任把病史写好。

事实上，就算我不关心心脏手术是怎么回事，不关心患者的预后，我也注意到了有些患者会专门要求一位外科医生手术。也许是患者病情比较重，或者是心脏内科医生特别关照的，我会被告知：“确保这个患者转诊到维希哈特医生手上。我们希望患者手术顺利。”

几年以后，维希哈特医生却成了布里斯托尔医院心脏外科丑闻的中心。他被吊销了医生执照，这当然有很多原因，但手术的高死亡率无疑是主要原因。他在心脏内科医生心中的好名声也因为这些难看的统计数据而荡然无存。可见，如果不知道一名外科医生临床预后的质量是否达到可以被接受的标准，或者即使该医生自己知道也不采取行动，那么介绍患者给他手术是有风险的。从那以后，情况有了极大的改善。现在布里斯托尔医院的心脏中心成为一个卓越的心脏中心，其他医院的心脏外科也从布里斯托尔医院事件中吸取了教训，努力提高医疗质量。

作为布里斯托尔医院事件的一个结果，结合医疗质量的评价提出了临床管理的概念，现在这已经成为医院医疗服务的一个必不可少的部分。临床管理将临床预后的责任直接地放在了医院高层管理者的肩上，也就是说，医院的管理者要关心医生是如何对患者进行治疗的。

令调查者惊讶的是，这种观念以前在医疗服务体系是不存在的。作为普遍真理，医生和护士倾尽全力救治患者，而患者心存感激，但是，如何衡量什么是做到极致呢？没有人知道，因为没有一个标准去衡量一个医院、一个科室或一个医生。

2

衡量标准

公众认为外科医生和内科医生有很大的区别：外科医生是做手术的医生，内科医生是用药物对患者进行治疗的医生。当一个患者因为内科治疗而死亡时，大家普遍会认为错不在医生，主要是患者对治疗反应差，但是当死亡发生在择期手术的患者身上，大家就不会这么觉得了。一个自己走进医院住院手术的患者出现了死亡，大家很容易就会认为这是外科医生的错，毕竟手术和预后有时间上的先后关系，就算不是因果关系，这种先后顺序也是不能被忽视的。而心脏手术的这种先后关系则更为显著：相较于整形外科手术或肠道外科手术，一台心脏手术如果出现问题，会更直接和更迅速地导致患者死亡。

衡量临床预后一个最简单的指标就是死亡率。100 例同一类手术出现了 5 例死亡，我们说这类手术的死亡率是 5%。这个简单的百分比是一个衡量手术成功率的粗略的指标，迈克尔·克赖顿(Michael Crichton)先生在 20 世纪 60 年代提出了它的重要性。

克赖顿先生是美国一位多产的作家，他的作品有小说、电影剧本和电视剧本(包括《侏罗纪公园》和《急诊室的故事》)，他于

2008年去世，年仅66岁。克赖顿先生在年轻的时候对写作有极大的兴趣，但是后来他去了哈佛医学院学习医学。他的一部早期的作品《死亡手术室》是以这样有趣的句子开始的："所有的心脏外科医生都是混蛋。"下一页，他描述了一个特别的（当然是虚构的）心脏外科医生：

> 因为弗兰克·康韦(Frank Conway)医生是一个出色的心脏外科医生，他有一双巧手，他的手术死亡率是8%，所以所有人都要忍受他无时无刻暴发的坏脾气。

也许很多麻醉科医生、手术室护士和实习外科医生通过这段描述大概会联想到他们身边的心脏外科医生，但是对我来说，更重要的描述是"8%"，这是这个心脏外科医生的手术死亡率，是患者死于手术的比例。

幸运的是，我们已经走过了心脏手术8%死亡率的时代。现在世界上的大医院心脏手术的死亡率接近2%或更低。事实上，在克赖顿先生的书里多少百分比的死亡率并不重要，它所表达的意思更为重要：在20世纪60年代的时候，在一位在顶尖医学院学习的医学生眼里，衡量一位心脏外科医生的医疗质量的指标是手术死亡率。尽管这个指标很粗糙，但也许是第一个能够衡量医疗质量的指标。

乍看起来，某一类手术的死亡率直接地反映了外科医生和这所医院的医疗质量。用死亡率来定义手术成功与否主要有2个原因。首先，死亡率是客观存在的，手术后患者只有2种可能，死亡或者存活。* 其次，相比较于其他可能从手术中获得的

---

* 在实践中，这样简单的一个指标有时也很难定义，会成为有争论的话题。这将在第四章中讨论。

益处，如生活质量提高和症状改善，患者更关心存活率，毕竟人死了其他一切的一切都是空的。

衡量心脏外科医疗质量的一个基本标准是治疗心绞痛的手术。有心绞痛可不是一个好消息。心绞痛不像裁纸刀或锤子给你的拇指造成的伤害那样直接，它是一种感觉，在消耗体力后感觉胸部被压榨或收紧。患者常形容是一种压榨感或濒死感。心绞痛从字面上解释就是心脏疼痛，但实际上疼痛的感觉并不明显，患者通常感觉厄运即将来临，最重要的是，这种感觉会阻止患者继续用力动作，直到心绞痛消失。

有心绞痛症状提示你的冠状动脉狭窄，这个消息更不好。冠状动脉壁因为胆固醇附着使得动脉管腔变小。胆固醇附着会形成斑块，而斑块会破裂。斑块破裂使得胆固醇及其他斑块组成成分暴露在血液中，诱发了机体的凝血机制，血液在破裂的胆固醇斑块处形成血凝块，这使得原本狭窄的冠状动脉彻底地被堵塞。心肌细胞因为失去了冠状动脉的血液供应出现死亡，我们称为心肌梗死，这会导致死亡。也就是说，有心绞痛的患者更有可能发生心肌梗死。

幸运的是，现在心绞痛可以通过一个常规的心脏手术得到治疗，这个手术是：冠状动脉搭桥术(coronary artery bypass grafting)，简称CABG。这个手术是采取身体其他部位的静脉或者动脉，绕过冠状动脉狭窄或堵塞的地方，向远处的心肌细胞供应血液。冠状动脉搭桥手术可以缓解心绞痛的发作，避免发生心肌梗死。外行人称呼这个手术为一条旁路、两条旁路、三条旁路或四条旁路，主要是依据治疗的冠状动脉的数量来定。心脏外科医生和心脏内科医生则根据缩写CABG更喜欢称为“卷心菜”(cabbage与CABG拼写发音类似)。医院管理人员却实在不喜欢用“卷心菜”来描述搭桥手术，他们喜欢叫“看小蜜蜂在前进”（“see a bee gee”与 CABG 发音类似，就好像在唱《Stayin Alive》——Bee Gees 演唱的一首歌曲）。

我真心希望你的冠状动脉如你出生时那样光洁、通畅，但事实并不如此。也许是多年吸烟的习惯、肥胖和高血压导致冠状动脉产生斑块，也或许是因为家族遗传易感性，即使你的生活方式非常的健康，你的冠状动脉也容易产生斑块。无论是什么原因，你现在有心绞痛的症状，而且药物不能缓解，你有家族性心脏病致死病史，你的冠状动脉有狭窄或者被堵住了，你就会被建议进行冠状动脉搭桥术。

当你决定要接受手术时，你就要选择一个外科医生作为你的主刀医生，A 医生还是 B 医生？如果这两个医生是同一家医院年资相仿的两个都很出色的外科医生，你就难以做出决定了。这时你打听到：A 医生的搭桥死亡率是 1.25%，B 医生的搭桥死亡率是 2.08%，几乎是 A 医生的 1 倍。那你选择哪个医生呢？毫无疑问，当然是 A 医生，这根本不需要动脑筋嘛。

但是，真是应该选择 A 医生吗？事实上你可能正在犯一个大错误。

把问题想得复杂一点。想象你是圣艾尔西维亚总医院一个准备搭桥的患者。你从各处打听这家医院的信息，它在哪里？服务怎么样？食物好不好？什么时候能够探视患者？当然更重要的是那家医院停车方便便宜吗？当然，你肯定也会打听他们有几个心脏外科医生？他们做搭桥手术的结果好不好？这些信息你都可以从医院的审计部门得到，因为医院有公开透明的强制制度，他们也愿意公开医院引以为豪的治疗结果。这些数据经过专业组织的考证后被公布在网络上，谁都可以看到。对衡量心脏外科手术质量的基本标准——搭桥手术来说，数据简单如下：

圣艾尔西维亚总医院搭桥手术的死亡率	
A医生	1.25%
B医生	2.08%

面对这个数据，对你来说，请哪位医生来做手术似乎是没有任何困难的，但是我想需要告诉你一些这张表没有告诉你的关于A医生和B医生的事情。B医生是个普通人，有着B型人格特质。他驾驶一辆旧的萨博车，对安全有一点小小的偏执，讨厌冒险，临床工作遵循循证原理。而A医生有典型的A型人格特质。他开法拉利，像在大街上一样的在手术室抄近路，喜欢拿他自己和患者冒险，坚信循证医学就像不出名的艺术家用数字画画，而这不是他这种外科手术界的达·芬奇的风格。更甚者，他有一丝厌烦做搭桥这种平淡无奇的基本手术，他想用新的方法来治疗他的患者。

事实上，现在大部分的治疗手段都是循证医学的结果，至少应该遵循循证医学的原理。现在有无数的医学研究，一个医生在决定使用这样或那样的治疗手段前，应该掌握需要进行这种治疗的依据。有些顽固的却备受瞩目的著名医生不遵循循证医学的规则，一遍又一遍犯同样的错误，心里却坚持这样治疗是对的念头，我称为"倚老卖老"医学。这当然是太疯狂了。

现在我们知道，B医生是一个可靠的公民，A医生是个爱冒险的骑士。但是，我知道你心里的想法，无论他们两个的性格如何，事实就是，A医生的搭桥死亡率就是低，这确实是一个优势。实际上，情况并不是这样。

我们需要更进一步了解一下这两位外科医生和他们做搭桥手术的情况，以便我们更好理解为什么情况不是如我们表面看到的。去年有两组每组各 100 例相互匹配的需要搭桥的患者被分别分到了这两位心脏外科医生组里。以下是这两组的基本情况。

- 每组所有 100 例患者都是 3 支冠状动脉病变，需要搭 3 根桥
- 每组的其中 80 例患者的心功能好，属于低风险患者
- 每组有 16 例患者因为以前发生过心肌梗死，心脏有陈旧、稳定的瘢痕，心功能受到损害，属于中度风险患者
- 另有 4 例患者以前也发生过心肌梗死，梗死部位的瘢痕组织形成了室壁瘤，而且室壁瘤在慢慢扩大，极大地影响了心脏的功能。这些患者是高风险患者

这两位外科医生对组里 80 例低风险患者做了相同的治疗：搭了 3 根桥。这组低风险的患者手术死亡率如预期的一样低。80 例患者中 79 例患者都顺利出院，有 1 例患者因为手术死亡。

对于组里 4 例高风险患者的治疗，两位外科医生也做了相同的处理：搭了 3 根桥，并且把室壁瘤切除了。这个手术风险极大，不出所料，其中的 3 例患者顺利出院了，有 1 例患者死亡。

对于组里 16 例中等风险患者手术处理，两位外科医生有所不同。B 医生按照常规给需要搭桥的患者都搭了 3 根桥，15 例患者顺利出院，1 例患者死亡。A 医生却对患者心肌梗死后产生的瘢痕产生了极大的兴趣。正好他对常规的搭桥手术有点厌烦，想要在他的职业生涯中创造点不同的业绩，而且他也喜欢挑战，感觉自己应该是战无不胜的，于是他把瘢痕当成了室壁瘤处理。他决定切除患者心脏上的瘢痕组织，重塑心脏，使心脏能更好地工作。他把这个手术操作称为室壁瘤切除术。当然，A 医

生没有任何科学依据来支持他这样处理，但是作为一个外科界的超级巨星，为什么还需要依据呢？所以，尽管缺乏科学依据支持这样治疗可以给患者带来好处，尽管这样做会增加手术的难度，A 医生还是义无反顾地做了他自己认为正确的手术治疗。A 医生的这组 16 例患者有 3 例死亡，1 例患者是意料之中的，另 2 例患者是因为切除了并不存在的室壁瘤而导致的出血和心律失常。

现在两位心脏外科医生都完成了 100 例手术。B 医生有 3 例死亡，A 医生有 5 例死亡。他们向医院管理层汇报了手术结果，如下所示。

- 单纯 CABG 手术
- B 医生：96 例中 2 例死亡，死亡率 2.08％
- A 医生：80 例中 1 例死亡，死亡率 1.25％
- A 医生胜利！

- 复杂 CABG 手术：搭桥＋室壁瘤切除术
- B 医生：4 例中有 1 例死亡，死亡率 25％
- A 医生：20 例中有 4 例死亡，死亡率 20％
- A 医生完胜！

你也许会说："天哪，这真是太疯狂了；死亡的数据怎么会被如此错误诱导！"所以说你也不总是对的。

这个例子是"偷换概念"的极端表现，是用错误的方法衡量预后的结果。早先的时候，迈克尔·克赖顿先生和大多数人一样，用手术死亡率来衡量一个心脏外科医生的技术：即某个医生的患者有多少是因为手术死亡的。后来，许多的专业组织和个人、医院的管理者以及媒体记者对某个种类的手术死亡率感兴趣：也就是说，某类手术的手术死亡率有多少。通常，被用来衡量手术质量的手术是被实施最多的手术，对心脏外科来说，这个手术就是冠状动脉旁路移植术。现在，CABG 手术就是衡量心外科手术质量的手术。世界上许多机构已经有很多年将 CABG 手术的死亡率作为衡量心脏外科甚至是某家医疗机构手术质量的唯一标准。1992 年，纽约州成为第一个在州内医院统计搭桥手术死亡率的官方行政机构，并且将统计结果公开给公众。这一举动对纽约州的外科医生产生了巨大的并且多数是不好的影响。

想象一下 1992 年一个普通的纽约州外科医生。他* 勤勤恳恳地工作，跌跌撞撞地不断前行，在 20 世纪 90 年代初取得了 4%搭桥死亡率的可接受的结果，突然有一天，有一家报纸刊登了一份包括他在内的全州外科医生 CABG 手术死亡率的排行榜。我们要知道，他的工作(包括他的收入、跑车、他在佛罗里达州的另一个家)都依赖于他要手术的患者。手术死亡率一旦公布，那些想选择开刀医生的患者都会找手术死亡率低的甚至是最低的外科医生开刀。第二年的情况显而易见，我们这位外科医生将不得不做一些有许多其他夹杂症的老年女性患者的搭桥手术。这个手术可不好做，患者的冠状动脉病变更严重，桥血管吻合困难，因为以前发生过心肌梗死导致了心功能差，而且不停地出血，总之，这样的患者看上去就像熬不过手术。像美国其他外科医生一样，我们的这位外科医生每年也仅仅只做 50 台 CABG 手术。如果增加 1 位这样的患者死亡，他的手术死亡率就会从 4%上升到 6%，这会超过平均水平。当然，如果他决定切除心肌上的瘢痕，那么患者就不再是单纯地做了一个搭桥手术，也就不会被纳入计算搭桥死亡率的统计范畴中。该名患者会被

* 即使在今天，绝大多数的心脏外科医生是男性，但是这在慢慢改变。

归为另一个类别的病人。

“既然你提到了它”，我们的这位外科医生对他的助手说，“我觉得这个瘢痕看起来越来越像一个室壁瘤……”

类似的行为到底有多少，我们很难去计算，但是这样的行为的确时有报道，而且事实上在美国非常常见[14]。患者没有室壁瘤而进行了室壁瘤切除，不需要进行三尖瓣修复而进行了三尖瓣的修复，以及其他一些不需要进行的操作被巧立名目地进行了，目的就是要把这个患者从单纯的CABG手术的统计中剔除掉。我曾经对英国的心脏外科医生组织过一次匿名的网络调查，以期了解在英国这样的行为到底有多少。以下是我对我的同僚提的问题，以及他们的回答。

对于一个心脏外科医生来说，可以通过“类别转换”来改变外科手术预后的结果。如CABG手术中在左心室表面加了几针就可以说是搭桥手术加左室室壁瘤切除术，或者在三尖瓣加几针就可以算搭桥手术加三尖瓣成形术，或者在主动脉瓣置换时切除了部分主动脉就可以说是主动脉瓣置换加主动脉成形或加升主动脉修复术，还有其他的一些例子。最终的结果就是把一个手术从低风险的手术变成一个高风险的手术。你曾经做过这样的事吗？

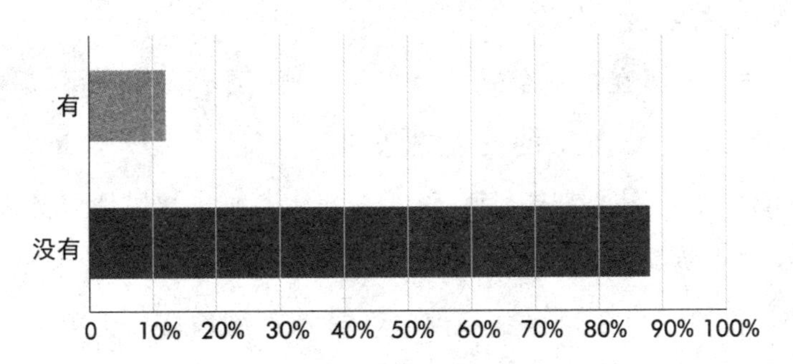

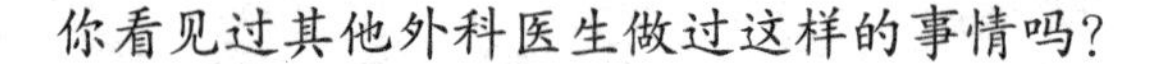

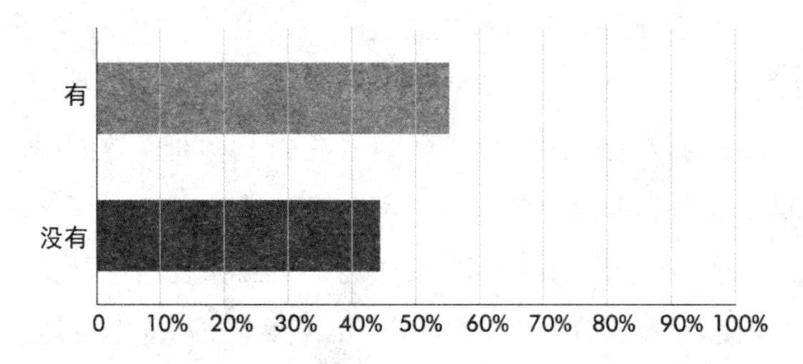

在115位回复我的网络调查的外科医生中，有12位（仅仅只有10%）承认自己曾经干过这样的事情，有超过半数（55%）说他们看见其他人干过这样的事情。

以上的调查结果揭示了可能不令人愉快的结果，就是在衡量专业服务质量上存在一种简单、虽然没有恶意但是有企图的态度。对于心脏外科，衡量临床治疗质量的标准就是CABG手术，但是衡量的结果就是无心之举搅乱了数据库，而且对患者造成了损害。就像许多健康管理部门和领导们发现的那样，制定衡量标准的难度是，如果你设置了错误的标准，你就会面临影响临床决策的风险，而改变的临床决策可能会给患者带来你意想不到有时甚至是伤害的结果。实际上，即使你制定了正确的标准，但没有注意测量的方法或没有考虑到医生对你制订的计划的反应，意想不到的结果有时也会给你讨厌的惊吓。就像人们常说的，好心做了坏事。

正如人类在每一个领域努力一样，在医学上我们可以选择我们想要进行衡量的内容。布鲁斯·基奥爵士（Sir Bruce Keogh），曾经是心脏外科医生，后来成为英国国家健康服务部门的医疗主管，以前常常在会议上问这样一个令人深思的问题："我们是要制定质量控制的内容还是觉得质控这件事很重要？"

这是一个关键的问题，因为当我们面对容易进行评估的事情时，我们会忍不住掉进一个陷阱，那就是因为容易评估得到结果，所以这件事情就是重要的事情。事实上，要看清什么是真正对我们来说是重要的事情是非常困难的，而且还要找到可以进行评估的方法。掌管医疗保健的官员们应该好好地思考一下这个问题。

我们的纽约州外科医生做了和我们的 A 医生相同的事情，从而使手术发生了类别转换。A 医生这么做是出于无知和有点血腥的想法，我们的纽约州外科医生则是因为不经意间看了排行榜一眼。这 2 个例子是制定了错误的衡量标准发生的极端现象，但是在阐述临床预后上还有比类别转换更大的陷阱。

3

如何避免掉进统计陷阱

类别转移仅仅是一个例子，它是因为设定了错误的衡量标准而产生的，得到的错误的统计结果会对患者产生不好的影响，但是至少可以通过制定正确的衡量标准和诚实地、健全地上报治疗预后来规范。让我们假设我们的统计数据没有被类别转移和虚假上报而扭曲，并且这种让人高兴的状态现在普遍存在，那么我们现在可以使用死亡率来找到更好的外科医生或者更好的医院了吗？

X 医生的手术死亡率比 Y 医生的手术死亡率高，可能的原因有 3 个：① 可能仅仅是偶然的关系；② 他们手术的患者不同（X 医生有许多高风险的手术患者，Y 医生的患者可以自己去医院治疗）；③ Y 医生的确更优秀。在我们得出原因③是正确的结论前，我们需要排除原因①和原因②的可能性。

要确保差异不是因为偶然的机会产生的，其实非常容易做到，排除偶然性已经成为解释医学和其他科学研究必不可少的特质之一。这依赖于基本的统计资料。

想象一下，当你头痛的时候碰巧遇到了一个蛇油推销员。他把蛇油当作治疗头痛的良药进行非法销售。他信誓旦旦地说,根据他的经验,用他的蛇油的人百分之百在 1 个小时后头痛会好,不用则百分之百不会好。这时你可能会相信他,或者完全不相信,也可能半信半疑。在做出决定前,你一定要知道有多少有头痛的人用了蛇油,又有多少没有用。你问那个蛇油推销员,他会老实地告诉你,只有两个人来问过关于头痛的事。一个人用了蛇油头痛好了,另一个没有用就还会头痛。那么蛇油到底有没有用呢?也许有用,也许没有用,但是他先前说的有疗效的话并不能证明蛇油是治疗头痛有效的药物。仅仅依据可怜巴巴的两个患者的非随机性临床实验就要得出蛇油能够治疗头痛的结论,轻率地就像从咖啡馆里走出来正好看见一个 1.83 米高的女子后面跟了一个 1.53 米高的男人,因此而认为女人比男人高一样。你不可以仅仅只观察了如此少的人就得出这样的结论。如果你在你的小镇上随机地测量了 10 000 个女性和 10 000 个男性的身高,得到女性的平均身高是 1.83 米,而男性的平均身高是 1.53 米,这时你才可以说女性比男性高。

统计学家们在很多时候都是些奇怪的人。他们在告诉我们统计数据有什么意义前就已经把数据分析透彻了,但他们从来都不做的一件事就是轻易地下结论。有一个老笑话说的就是这个,在一列穿越苏格兰的列车上有一位记者、一位科学家和一个统计学家,他们透过窗户看见一只黑色的绵羊走在山坡上。记者大声嚷嚷:“快看!苏格兰的绵羊是黑色的!”科学家在旁插嘴:“不,你说的不全对。苏格兰有些绵羊是黑色的。”我们的统计学家在思考了长久后,说:“我认为我们可以肯定地说,在苏格兰至少有一只绵羊的一面是黑色的。”

好的统计分析的基础绝对是样本量。当我们对人群中抽取的样本进行统计分析的时候,我们需要知道多大的样本量才能使从样本中得到的结果可以代表这个特殊的人群。如果我们要比较两个人群的某个特征，比如说我们要知道两个人群中蓝眼睛的比例，我们可以从A人群和B人群中分别随机地挑选100个个体，然后数一数拥有蓝眼睛的个体数量。A样本有20个人有蓝眼睛，B样本有21个人有蓝眼睛。那是不是说B人群比A人群有更多的人拥有蓝眼睛呢？答案可能不是，两个样本之间的微弱差异可能仅仅是因为偶然产生的。这是统计分析的第二个重要特征，一旦我们确定了合适的样本量，也就是确定了样本之间差异的大小。从本质上说，我们可以从合适量的不同样本中观察到一定量的差异，通过适当的统计学的检验，将会决定不同样本代表的不同人群之间的真实的差异。当然，还有其他的统计测量，但是合适的样本量的大小和不同样本之间差异的大小是必不可少的要素。如果没有这些是不可能得到结论的。仅仅在山坡上看见的一只可怜绵羊是不能告诉你这个国家绵羊的特性或者颜色方面的特征的。

统计学里有基本的统计工具可以帮助你区分发现的不同是否因为纯粹的偶然性，这些统计工具通常用“p值”表示结果。p值表示发现的差异属于偶然性的可能性大小。如果p值是1，就表示产生差异是偶然的。如果p值是0.1，就表示有10%的可能性差异是因为偶然性而产生。如果p值是0.01，那么差异是因为偶然性产生的可能概率是1%。和其他科学领域一样，医学领域把统计的分界点设置在0.05，也就是说，如果因为偶然性而产生差异的概率低于5%，那么我们就可以下结论说差异是真实存在的，或者说差异是显著的。如果p值大于0.05，那么差异是不显著的，换句话说，差异是因为偶然性产生不是小概率事件。从某种意义上说，这就像是法律诉讼里的举证概念。在刑事法院，只有当陪审团认为案件已经被证实是“超越了合理的怀疑”，她才可以确认被告是有罪的。在民事法庭，裁决可以根据“概率的平衡”而做出。医学统计中我们实际是检测“怀疑”的尺度，超过5%无罪，小于5%要判决有罪。*

蛇油推销员的故事并不像你认为的那样牵强附会来说明样本量在统计里的意义。我们人类经常在做重大决定的时候往往依据奇闻逸事。有些事情一旦发生了，我们就永远把它作为做出决定的指路灯，尤其是发生的事情是最近才发生的有趣、生动、令人难忘的事情。一个黝黑的卷发男在一个路口开着宝马车变道时很危险地别了我一下。我是又生气又害怕，我潜意识认为凡是开宝马车的黝黑卷发男都是危险的驾驶员。这叫作“可获得性启发”或者是示例规则。我们的大脑习惯于在记忆中寻找示例，并且肯定示例的发现和已经得到的结论，我们不擅长询问：“如果这种情况发生1 000次，出现相同结果的可能性有多少?”#

让我们回到外科医生的讨论话题。如果你打听到A医生的手术死亡率是20%，B医生的手术死亡率是40%，那么第一个你应该问的问题是：到底有多少患者被归进了这次统计?如果只有100个患者，那么死亡率的差异是因为偶然性产生的。如果每组都有1 000个患者，那么这种差异是真实存在的(如果我们谈论的手术是CABG的话，两位外科医生要绝对地回避)。

---

* 我一直很想知道，这在法庭上表示什么：超过合理的怀疑或依赖概率的平衡？我觉得是在两者之间，也许更接近前者。如果有哪个律师看到了我写的内容，请尽管提出修正意见。

\# 示例规则导致的欺骗和误导已经在丹·加德纳(Dan Gardner)的书《风险》中进行了完美的探讨。它也被卖蛇油的小贩和药物替代的救济方法所利用。

即使我们已经证实差异是有显著的统计学意义，我们在对A医生和B医生谁的手术技术更好做出结论前，还需要了解更多的信息。设想一下，我们已经知道这两个外科医生在CABG手术的死亡率上有差异，而且这种差异已经被合适的统计学方法检验过。我们已经证实这些数值是从每组1 000个病例的大样本中获得，而且死亡率的差异是显著的。统计检验的p值小于0.05。通俗的说法是，统计结果表示，在这个大样本中发现的差异是因为偶然性而产生的可能性小于5%。对于这两位外科医生，我们可以得到的结论是：他们在CABG手术的死亡率上存在差异，而且这种差异是真实存在的。那么我们是否可以说：手术死亡率低的外科医生就是一个更好的外科医生呢？

答案是“不”。主要的原因是，这两位外科医生手术的患者可能存在很大的差异。其中的一个外科医生他的患者比较年轻，而且没有其他的夹杂症。另一个外科医生的患者比较年长，而且心功能差，有糖尿病、肾功能不全、脑卒中病史，肺功能也不好。两组患者的其他条件类似，你会理所当然地认为，无关乎术者是谁，后一组肯定比前一组患者有更高的手术死亡率。问题是，以前我们没有任何客观的途径可以知道患者的年龄和风险。也就是说，以前我们不能通过了解患者的基本情况来预估手术的风险。

当然，过去总是有一些主观的方法来预测风险。有经验的外科医生都有自己的预估方法，我们如果直接去问这些外科医生手术风险的大小，根据我的个人经验，患者想通过这种方法获取手术风险的信息是一种糟糕的方式。问任何一位外科医生：“在你们医院谁做的手术难度最大、挑战性最高、风险最大?”答案惊人的一致"那当然是我喽!"

对外科医生来说,怀揣自我幻想是有原因的(有时也会是不太好的原因)。就某种程度来说,普外科医生和心脏外科医生,尤其是心脏外科医生,有时必须有极大的自信来开展工作。一个心脏外科医生,日复一日地走进手术室,冷漠地打开胸腔,把患者和人工心肺机联系起来,然后让心脏停止工作,打开心脏后进行手术操作,操作完成后让心脏再次跳动,最后使患者脱离人工心肺机的支持,他希望这颗被他蹂躏过的心脏能够支撑患者的余生。自我怀疑从来不是心脏外科医生心理建设的显著特征。事实上有一个传言,如果你请一个心脏外科医生告诉你三个最有名的心脏外科医生的名字,他会很挣扎地告诉你他实在是找不到其他的两位。因此,外科医生们对他们自己的实力和对他们患者风险的评估是不可信的、不客观的。我们是不是可以发现一种客观的方法呢?

当然可以,而且以前也是有的。

1989 年,我被谢菲尔德的一家医院聘为高年资住院医生,谢菲尔德是英国北部一座曾经以钢铁制造而闻名的城市,它的没落在电影《光猪六壮士》里有生动的表现。在谢菲尔德废弃的钢铁厂中间耸立着北方综合医院,我为这家医院的高年资外科医生杰弗里·史密斯(Geoffrey Smith)教授工作,他是个平和、友善的人,总之是个容易相处的老板。一个周一的早晨,在当天的手术前,我去看过了心脏监护室的患者,然后坐在医生休息室享受着咖啡和沉迷于我最爱的填字游戏。史密斯教授兴奋地冲了进来,手里抓着一些复印材料,并把它递给了我,说:"我相信这是我看过的最重要的材料!你也看看,告诉我你的想法?"

我有点不太情愿地放下了手中的填字游戏，接过他递给我的研究文章。这篇文章发表在医学杂志《循环》的增刊上。作者是美国新泽西州纽瓦克贝斯以色列医疗中心的心脏外科医生维克托·帕尔松内(Victor Parsonnet)和他的两位合作者伯恩斯坦(Bernstein)和迪安(Dean)[13]。文章有个冗长的题目“评估获得性成人心脏病外科手术预后的风险因素统一分层的方法”。帕尔松内医生所做的事情以前在医学界没有人做过。他收集了在他们医院做过心脏手术的几千名患者的材料。他发现这些患者的一些特征、他们心脏的情况以及他们的手术和手术的死亡率相关。他根据每一个因素与死亡的相关性来分配这个因素在评分系统中的比重，并由此而建立了一个评分系统。这个评分系统是个累加的系统：你把患者客观存在的风险因素根据不同风险因素的不同权重进行累加，得到一个数值。这个数值告诉你这个患者做这样一个手术结果会死亡的百分比。我们称为预期死亡率。比如说，一个有糖尿病(3点)的女性(1点)如果做CABG手术，根据Parsonnet模型，她的死亡风险是1%+3%=4%。

史密斯教授是对的。这是一篇非常重要的文章。显而易见，这个评分系统可以帮助患者和医生在手术前做一个明智的决定，到底要不要做这个手术。更重要的是，通过提供了一个客观的途径来预测治疗的预后，帕尔松内医生给了我们一个与实际预后进行比较的基准。这篇文章有潜力给心脏外科(也包括普外科)带来革命性的变化。当然医生和护士将继续为他们的患者做到最好，但现在第一次出现了一个标准，至少在心脏外科这个领域，我们可以知道这种好到底有多好。

Parsonnet评分系统的风险因素和比重如下表。

风 险 因 素	Parsonnet 评分
女性	1
肥胖	3
糖尿病	3
高血压(>140 mmHg)	3
EF 值	
● >50%	0
● 30%~49%	2
● <30%	4
年龄	
● 70~74 岁	7
● 75~79 岁	12
● >79 岁	20
瓣膜手术	5
瓣膜手术+CABG	7
肺动脉高压	3
主动脉内球囊反搏	2
以前做过心脏手术	
● 1 次	5
● 2 次	10
肾功能衰竭透析治疗	10
导管室急诊	10
紧急状态	10~50,由外科住院医生决定
其他一些罕见因素	由外科住院医生决定

帕尔松内医生和他的同事对获得的风险系数进行了解释,使患者可以被有序地分入不同的风险等级中,从低风险到极高风险,如下表所列。

Parsonnet 评分	风　险　等　级
0～4	低风险
5～9	可控风险
10～14	中等风险
15～19	高风险
20＋	极高风险

根据我们现在已知的风险模型，Parsonnet 模型存在一些需要被批评的特征。首先，它的数据来源于单个的医院，所以这个模型被广泛地应用的可信性是有疑问的。事实上，这个模型很好地反映了选择性偏畸。第二，当其他医院将这个模型应用到自己的医院后发现，他们实际的死亡率比 Parsonnet 模型预测的死亡率要低得多，所以这个模型提供的“标准”有一点失衡：过度预测了死亡率。也许当时帕尔松内医生所在医院的心脏外科手术预后没有其他医院好，也或许是这个模型故意夸大了风险系数，以期不要搅乱医疗次序。最后，这个风险模型存在太多主观影响特征：如“紧急状态”或者“罕见风险因素”就可以由住院医生自由地来定义。这使得这个模型既不严密也不客观，有点游戏的味道。

尽管如此，对这个模型的主要缔造者进行批评我觉得是很无礼的。帕尔松内医生创造了一个模型，使他的外科同事们能够合理地预测手术的预后，并且可以运用到所有的心脏手术。这个模型使用非常的简单，而且这是第一个评估手术预后的模型。对于这第一个风险预估模型，毫不夸大地说：它打开了心脏外科治疗质量控制的大门，而这又迎来了整个医学的治疗质量控制。

众所周知，外科医生并不是因为他们热爱阅读而为世人知晓。有一个关于他们的老笑话。

问：你怎样背着整形科医生藏钱？

答：放在医学教科书里。

问：你怎样背着普外科医生藏钱？

答：把钱放在患者的病例里。

问：你怎样背着整形外科医生藏钱？

答：你不能背着整形医生藏钱！

外科医生读科研文献，通常是为了知道其他外科医生是如何做手术的，了解手术的新方法以及看看血淋淋的图片。

刊登帕尔松内医生的研究结果可能是想慢慢地将这种观点普及开来。这篇文章第一次发表的时候，只有少数的人看过，更少有人像杰弗里·史密斯医生那样大加赞赏它的重要性。这篇文章最开始发表在专门的医学杂志上而不是外科类杂志，并且只是发表在杂志的增刊上，而不是这本杂志的主刊上。所以，那些很少看《循环》杂志更不用说看它的增刊的心脏外科医生，是不会因为一篇关于风险预测模型的文章而意气风发的，更何况这篇文章还没有血淋淋的图片。

然而慢慢地，风险预测模型还是获得了它应有的重视。一些美国的医院在他们自己医院的心脏外科试用 Parsonnet 模型，发现非常管用，他们把研究结果发表在了杂志上。离开斯菲尔德后我在曼彻斯特做了一段时间的高年资住院医生，我想我可以在英国的医院试用 Parsonnet 模型。我们在患者中收集 Parsonnet 模型提到的风险因素的数据，利用得到的信息检验 Parsonnet 模型是否适合英国的医院。我的上级医生有点困惑我对于这项研究的痴迷。接着我把第一个运用 Parsonnet 模型的英国医院，我工作的曼彻斯特的威森肖医院的研究结果发表在了《英国医学杂志》上[7]。基本上，我的研究证实了，这个风险预测模型尽管从大西洋漂洋过海来到英国，它在英国的医院也非常适用，事实上我们医院患者的实际预后要比模型预测的结果好，这真是皆大欢喜。很快，其他有关心脏手术的临床研究的文章通常由描述患者的平均年龄、性别分布和 Parsonnet 评分开始，在文章的结尾处都会提到评估患者手术前存在的风险的重要性。

更重要的是，帕尔松内医生提供了我们一种预测死亡率的方法，通过预测死亡率，他给我们提供了一个基准：终于我们可以对实际的死亡率进行评估。换句话说，给不同风险患者做手术的外科医生可以拿这个预测的基准来评估自己手术患者的实际预后。

4

准确的预测

帕尔松内医生的论著获得了可观的影响，我的关于该模型在英国医院运用的文章也取得了良好的反响。我的专科培训接近了尾声，但是我觉得在我谋求独立开心脏手术的职位前，我还有一些工作要做，尤其是一些人无我有的技能需要掌握，因为高年资或者带组的心脏外科医生的职位是如此令人垂涎欲滴，所以竞争很激烈（现在也如此）。在我专科培训的最后一年，我不得不选择一个可以获得特殊技能的好地方。那时候，英国许多高年资专科培训的医生为了给专科的资格证书添油加彩，都跑到美国去做科研或者学其他一些他们认为的特殊技能。事实上，这种现象非常的普遍，以至于形成了一种不成文的规定，用来获得非官方的一种额外的资格：

Mr Joe Hacker-Forceps

MB BS FRCS BTA

（乔·哈克，医学学士，外科学士，皇家外科学院会员，去过美国）

我没有寻求 BTA（去过美国）的嗜好，很大程度上是因为我曾经在实验室工作过，我不喜欢别人告诉我该做什么研究不该做什么研究。我希望自由一点地培养我需要的特殊技能，而且这种技能有关临床工作。法国波尔多的大学附属医院在心胸外科和移植专业领域独树一帜，另外我有一些法国朋友，我还会说法语，而且我对玛尔戈红葡萄酒有一些小小的嗜好。那么，就波尔多了。像预期的一样，快乐地过日子。如果不计较糟糕的报酬、累人的工作和对我新家庭的严重影响的话，就提高临床技能的价值方面来说，波尔多真是一个无与伦比的地方。我在那里的时候看了一些做得非常漂亮的手术，从法国外科医生在手术室内外的细致工作和他们出版的关于手术方法的科学书籍中获得了宝贵的经验。许多的法国医生的英语很差，在主流讲英语的医学领域中发表论文比较困难，所以我充当了英语论文的作者和法语论文的翻译，把法国医生的工作成果展现在主流讲英语的医学领域，作为回报，我也成为一些创新和高质量的临床论文的合作作者。

我在波尔多工作、学习、写作，并且认识了弗朗索瓦·罗克(François Roques)医生，他是个脾气不太好的、有野心的、聪明的心脏外科医生，和我一样是高年资的专科培训医生，他正想方设法地想发表点什么来让自己的简历亮丽一些。“所以要发表一些研究。”我说。“是的，说说容易，可写什么呢？可写的内容都被写过了。”弗朗索瓦医生很沮丧地说，所以我建议他像我在曼彻斯特做的那样，把帕尔松内医生的风险模型运用在法国的心脏外科。开始他有点茫然，那个时候，在法国质量监控和风险评估的概念还没有流行。在我大致地解释后，弗朗索瓦两眼放光，他看到了这项研究的价值，决定就是它了。

事实上，弗朗索瓦·罗克医生的研究工作远远超出了把 Parsonnet 评分系统运用到法国心脏外科的范畴。他和他的同事修改了 Parsonnet 风险模型以期更适应法国人群，由此创造了他们自己的法国风险模型，而且经过对比发现，他们的模型比帕尔松内医生的模型更好。弗朗索瓦·罗克医生的关于“法国评分系统”的论文在 1997 年发表。文章没有产生很大的影响，因为对于法国以外的专业运用作用是有限的。然后我回到了英国，获得了一个带组医生(consultant)的职位，实现了我职业生涯的野心。当弗朗索瓦·罗克医生找我的时候，我正在剑桥的帕普沃斯医院工作，这家医院的心脏外科是全世界最好的机构之一。他也成了一位带组医生，正在法国西印度群岛的马提尼克工作，不过宜人的加勒比环境并没有抑制他对新建立的风险模型的热情。

“我想我们可以干得更好。”他说。

“好什么呢?”

“比 Parsonnet 评分系统更好，比法国评分系统更好，比什么都好。我们应该创造我们自己的风险模型。”

我喜欢这个调调，所以我们俩决定一起干。

那个时候电邮还没有普及，所以接下来的几年在剑桥和马提尼克之间的海床上出现了一条闪闪发光的传真热线，大量的数据在这条线上来来去去，我们争论需要研究的风险因素和项目的形态、策略。我们决定在整个欧洲收集数据。那时我是欧洲青年心脏外科医生俱乐部的成员，每年我们都在欧洲的不同城市聚会，我可以招募我的小伙伴们在他们的国家开展这项工作。我和弗朗索瓦医生把每一个已知的或者可能的影响预后的危险因素都罗列了出来。我们设计了一张 A4 大小的/界面友好的单面问卷来收集数据，并且精心地设计了措辞和解释。我们询问的内容包括患者存在的危险因素，手术的过程以及患者的预后：活着或是死亡？我们甚至设计了一个徽标(我的秘书后来轻蔑地表示看着像给一只变形的脚买的廉价鞋子)。

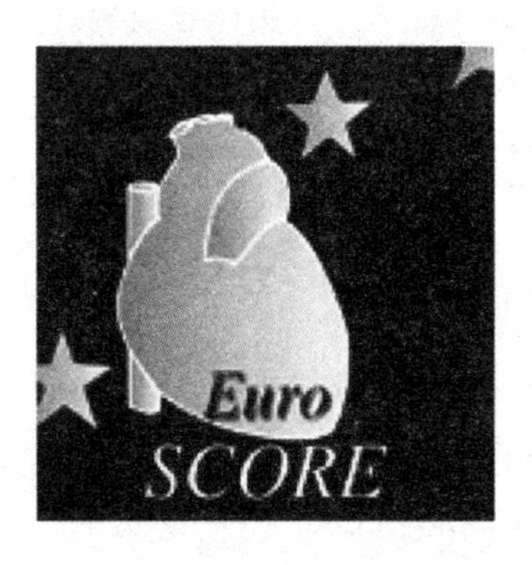

我们印了成千上万份这样的调查表，然后把它们寄给了 8 个欧洲国家的一些医院，我们还聘请了法国波尔多大学最好的生物统计学家菲利普·米歇尔（Philippe Michel）来进行统计分析。总共有 8 个欧洲国家的 128 所医院参加了调查，样本量达到 20 000 例患者，所有的患者就 97 个危险因素进行调查。收集到的数据被辛苦地输入到了波尔多大学的计算机数据库中。我们因此而得知患者手术的风险因素，知道有哪些患者术后可以存活。然后我们飞到了波尔多去构建风险模型。那些天里，弗朗索瓦、菲利普和我沉浸在研究和论证数据，建立和舍弃风险模型之中，大学的计算机也没有闲着，不停地测试、调整每一个后续可能成功的版本。终于，1997 年 5 月 2 日凌晨 2 点，我们做了一个好用、简单、直观和可信的模型。我们叫它欧洲心脏手术风险评估系统（简称 EuroSCORE），带着对于优雅的缩写感到的心满意足去睡觉了。*

关于 EuroSCORE 的研究论文被下一届在布鲁塞尔召开的欧洲心胸外科协会年会收录，我也有幸在济济一堂的大会上进行论文宣读。几周以后，全文刊登在了协会的期刊上[8]。

EuroSCORE 的成功远远超出了我们的预期。该模型已经在全球被使用，在每一个大陆，在几乎所有有心脏外科的国家。单就该研究论文就已经在超过 2 300 种科学杂志中被引用，EuroSCORE

---

* 从严格意义上说这不是事实。弗朗索瓦和菲利普去睡了，我回到旅馆以后关注了 BBC 的新闻，关心了一下保守党统治近 20 年后换托尼·布莱尔（Tony Blair）上台。

也已经成为一个医学专有名词。这个风险模型被用来判断手术的风险、评估护理的质量、预测死亡(这是该模型的设计初衷)、比较手术的结果、预估手术后的并发症(这不是模型当初设计时的作用),以及预测手术的费用和住院天数。在一些国家,EuroSCORE 风险评估模型甚至被运用到了法律系统,一个家庭如果有一个 EuroSCORE 评估高风险的心脏手术患者,如果患者因为手术死亡,那么该家庭会自动获得补偿。

现在我们有了一个风险评估模型,我们如何把它运用到临床实践中?

当一个风险评估模型给了我们可能结果的预测,我们就有了比较的基准,我们可以拿实际的预后与模型评估的预后进行比较。这项工具最简单和最基本的作用就是用住院死亡率(手术死亡率)来监测外科手术的效果。

大多数的患者为做心脏手术或者其他手术而住院治疗时,他们踏进医院的时候人是活的。极少的情况下患者到医院时是没有心跳的,就像死了一样,需要及时的心脏手术来挽救他的性命,这样的情况少之又少。那么我们可以这样假设,几乎所有需要进行心脏手术的患者在入院的时候是鲜活的,他们中的大部分人在术后出院的时候也应该是存活的。这两个数字之间的差异就是住院死亡率。这是一个客观的衡量,是很难造假的,这在几乎任何一家医院都是容易得到的数据,无论这家医院采用的是什么样的信息系统。住院死亡率可以用百分比表示:如果有 100 个患者活着入院治疗,98 个活着出院,实际死亡率是 2%。

一个风险评估模型比如 EuroSCORE 可以让我们预测平均死亡率,因为我们得到的是一个患者的平均风险系数。把

EuroSCORE 评估模型运用在 100 例患者身上，得到他们风险系数的总和，再除以 100 就得到了平均风险系数，也就得到了平均预期死亡率。

下一步就是比较预测值和实际死亡率。如果一家医院的实际死亡率是 1%，而它的预期死亡率是 2%，那么我们是否就可以得出结论：这家医院做得比预期的要好？不，我们不能。我们只能可以说这家医院做得不比预期差，如果要说做得比预期好，我们需要证实如此结果的出现不是因为偶然造成的。

我们在观察数据的时候，很少去关心我们研究人群的整体数据，总是把单个数据分裂开来研究。大多数时候，我们收集一个样本的数据，希望这个样本的发现可以反映整个人群的情况。原因很简单：在整个人群中测量任何东西通常都很困难，并且很耗时间。比如说，你想知道你们镇上所有人的平均身高。你需要让他们整队排列，然后一一测量，这真是一个巨大的工程，尤其当这个小镇是伦敦的时候。简单的做法是，在你的镇上抽取一个几百人的随机样本，希望你抽取的样本有代表性，能代表整个小镇人群。那么你如何保证你抽取的样本的平均身高就能代表整个小镇的人群？统计学家有一个很好的方法可以解决这个问题，他们使用“可信区间”来表示。从某种意义上说，这很像法律中的裁决。就像法官要求陪审团肯定，被告的行为如果超出了怀疑的合理范围，那么被告的行为就是有罪的，规定的可信区间给了我们一个范围，在这个范围内我们可以肯定超出了合理的怀疑，那就是说我们感兴趣的真正有用的部分就在这个范围内。我们现在知道，医学上的分界点是确定的。在医学统计中，超过合理怀疑至少要到达 95%以上。

确定可信区间有多种方法，方法的选择取决于数据的类型。

如果你测量某个人群的身高，那么测量获得的身高数值分布成正态，也就是遵循著名的钟形曲线，大部分的测量数值位于平均值附近，剩下的分布在平均值的两边，离平均值越远，分布的数值越少。

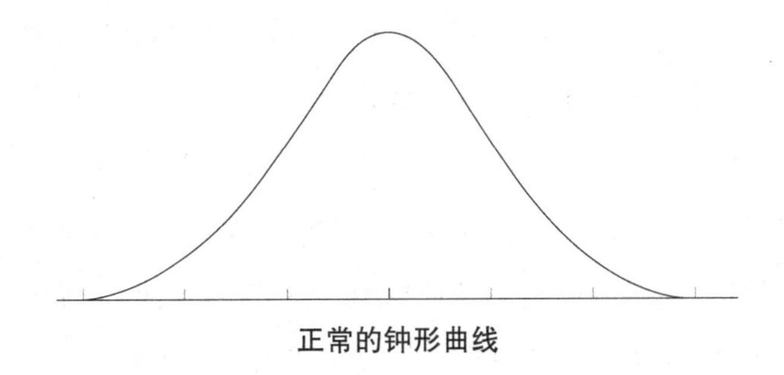

正常的钟形曲线

某一些事件是很少发生的，比如心脏手术后死亡，一般只有2%的可能。如果我们观察不同组的患者，把不同组的死亡率绘制在一张图表上，我们得不到一个正态分布图。事实上，我们会得到一张倾斜的图，大部分的死亡率分布在0～4%，然后拖着一条长长的逐渐变细的尾巴，表示更高的死亡率。这种类型的分布称为泊松分布，它是以19世纪法国的数学家西梅翁·泊松(Siméon Poisson)来命名的。

一个简单的泊松分布的死亡率如下图所示。

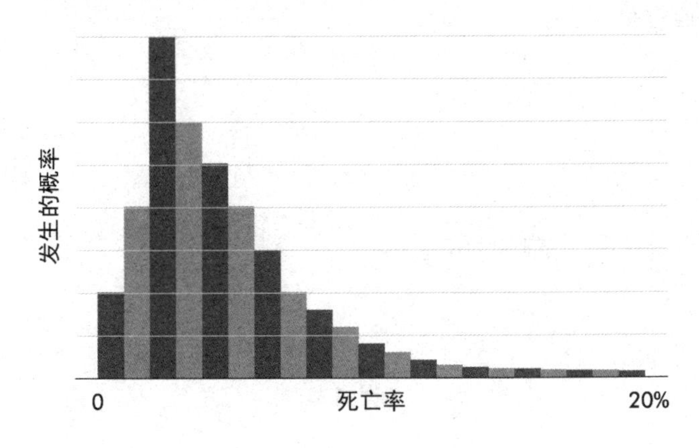

对于泊松分布来说重要的是它那条长尾巴，这对确立这种分布的可信区间同样适用。

所以，我们在一个合适的心脏手术人群样本中得到了一个2%死亡率的测量值。如果我们知道这个测量样本的大小，我们就可以计算95%的可信区间，而这个可信区间肯定在1%～4%。也就是说，基于我们样本2%的死亡率，我们有95%的自信知道，在人群中真实的死亡率在1%～4%。我们需要知道样本大小的原因很简单。如果样本足够大，我们可以更自信地说从这个样本得到的数据可以真实地反映整个人群的情况，我们也可以得到一个更确切的可信区间：1.5%～3%。如果这个样本很小（就像卖蛇油的家伙一样的），那么我们会有一个相当宽的可信区间：0.5%～70%，我们在样本获得的2%的死亡率也将变得毫无意义。

基于以上的观点，因为我们的样本量够大，我们可以使用我们在样本获得的死亡率和95%的可信区间，有效地与存在的预后进行比较。下面我们来看看一些假设的场景。首先，我们把一个外科医生3%的手术死亡率在图上用钻石形状表示。EuroSCORE评估系统告诉我们他的预期手术死亡率是4%，我们用垂直杆状表示。

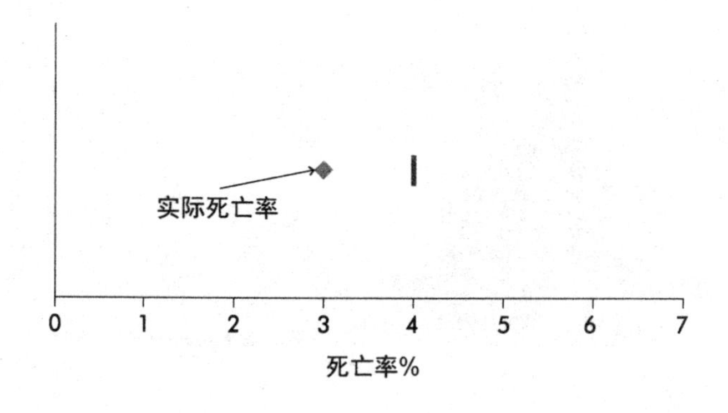

那么是不是说这个外科医生做得比预期要好？也许吧，我们要知道95％的可信区间后才能知道，所以让我们来计算可信区间。

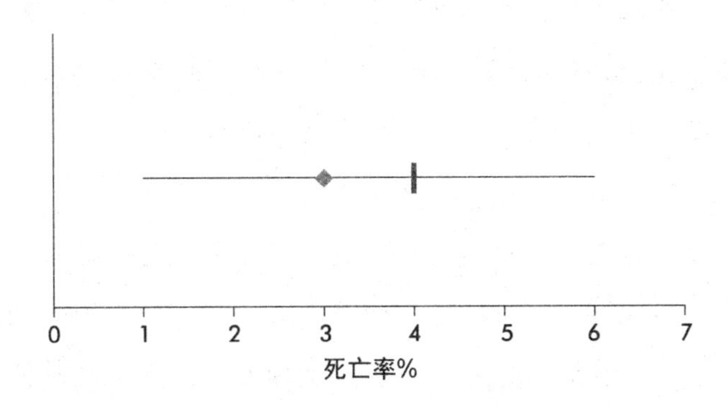

实际死亡率两边连接起来的水平线表示了95％的可信区间。这个可信区间从1％～6％，包含了4％的预期死亡率。因此，基于我们的样本，我们可以以95％的自信说，这个外科医生的实际死亡率在1％～6％，与预期相比，既不好也不坏。这个外科医生的表现和预期的一样，所以没什么好担心的（当然也没什么可兴奋的！）。

现在，让我们来看看四个假设的外科医生（钻石形状表示实际死亡率，垂直杆状表示预期死亡率，水平线表示95％可信区间）。

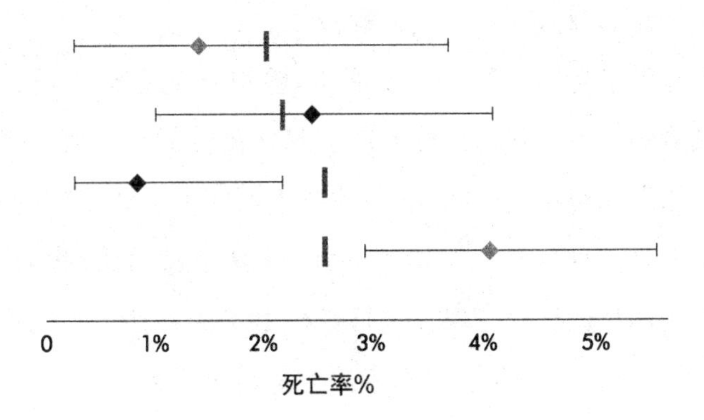

最上面两位所做的工作和预期的一样，他们的实际死亡率和预期死亡率之间没有明显的差异。我们之所以可以这么认为，是因为预期死亡率落在了实际死亡率 95％的可信区间内。第三位外科医生应该因为他出色的工作而获得更好的报酬，因为他做得比预期的要好得多。第四位医生则干得不行，他的预期死亡率要比他的实际死亡率的 95％可信区间低，在有更多患者遭黑手之前他得好好地改进他的技术了。

以上的方法是一个统计学方法，可以让我们正确地知道一个外科医生（或者一个科室、一种服务、一家医院）干得与预期的一样，还是比预期要好，或者没有达到预期。还有一些其他的指标，可能在统计学上不太严格，但是对于我们了解一个外科医生一样有用。要了解这些指标，我们需要假装我们是银行家（那种老派的银行家，帮你数钱并且想方设法让它增值的，不是现在豪赌百万会引起全球经济危机的那种）。

“这个外科医生救了我母亲的性命！”

“这个外科医生杀了我母亲！”

以上两句话都很煽情，但是，在大多数的情况下，这两句话都是完全错的。外科医生几乎从来没有拯救过一个完整的生命，也几乎从来不会杀死一个完整的母亲。他们做的只是拯救和损坏生命的“碎片”。让我来解释一下。

没有手术是零风险的。事实上，没有任何医疗过程或治疗是零风险的。一粒阿司匹林可以引起致命性的胃出血或者过敏反应。如果你对花生过敏，吃一粒花生可能就会要了你的命，而花生还不是一种药物。跟错了同伴，就算是过马路、起床、睡觉都可能让你与世长辞。现在进行搭桥手术的女性平均死亡率大约是 1％。如果有一位女性患者因为搭桥手术死亡，她的儿子可以怪罪外科医生吗？当然可以，但也不能完全怪罪于这个外科医生。他可以把他母亲死亡的 99％的怨气撒在这个外科医生的头上，但还有 1％是命中注定的，无论是谁做了这个手术或者无论这个外科医生干了什么。

同样的，如果这个手术的妇人在手术后存活了，做手术的外科医生可不可以因为挽救了患者的性命而沾沾自喜呢？当然可以，但也不能太得意。事实上，无论做手术的是谁，这位患者有 99％的可能性在手术以后存活。给她做手术的这个外科医生只能名正言顺地占着挽救了一条生命这个荣誉的微不足道的 1％，这就是我们说的“生命银行”。

想象一下这个银行，我们存进去的不是钱财而是生命，或者是生命的一部分。每一个外科医生都有一个银行账户。当一个患者在手术以后存活，这个账户就存进一个可以用来抵消因为手术可能引起死亡的生命存款。同样的，当一个患者因为手术死亡，这个账户就消去一部分生命的存款。

让我们来看看这个账户的资产情况。

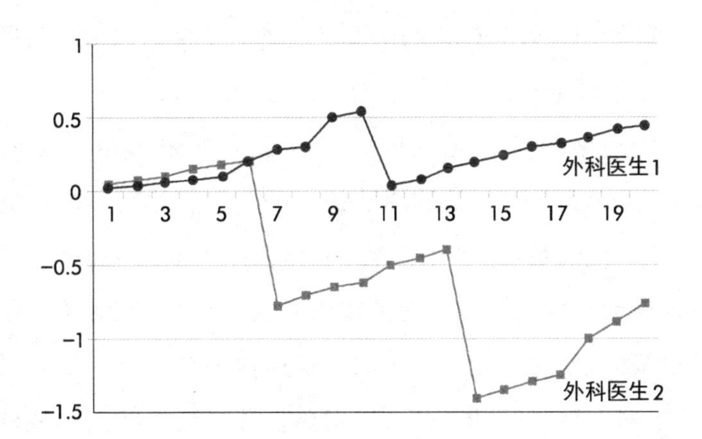

在这张图上我们绘制了两位外科医生的账户：外科医生 1（圆点连线）和外科医生 2（方点连线）。水平轴表示手术例数，每

位外科医生都做了 20 例手术。垂直轴表示得到的生命存款，在水平轴以下表示在这个银行你有负债。

从开始一直到第 6 例手术，两位医生都做得非常好。他们的患者在手术后都存活，但是因为这些患者手术死亡的风险很低，因此他们在手术成功以后获得的“生命银行存款”也不大。注意观察外科医生 1 的第 8 例患者，在手术成功后，外科医生 1 的直线陡然向上。他的第 8 例患者是一位高风险患者（手术死亡率可能有 25%），所以当他手术成功后一下子获得了 1/4 个生命的银行存款。外科医生 1 碰到了他的第 10 例患者，也是一位高风险患者，不幸的是该患者手术死亡，但是因为这个患者的手术存活率只有 50%。因此，外科医生 1 仅仅失去了 1/2 个生命的银行存款，他继续着他的向上的势头。

外科医生 2 的故事则完全不同。前 6 例患者他也做得非常好，可第 7 例患者出现了死亡。不幸的是，这例患者是一个低风险的手术患者，有 95%的存活可能性，所以当患者出现了死亡，外科医生 2 的生命存款要被扣除几乎是一个的生命（0.95 个生命）。这样的悲剧在第 13 例患者又出现了重演。以上这张图清晰地显示了哪个外科医生做得更好。

这种巧妙的方法是伦敦大学学院乔斯琳·洛夫格罗夫（Jocelyn Lovegrove）和她的团队提出的[6]。它的精妙之处就在于，它把一堆的数据（手术例数、生存和死亡的结果、风险系数以及这些数据如何在某个时间段内一起进展）绘制成了一张简单的单线图表，使人能一目了然。快速地浏览一下一个外科医生的“生命银行资产”图，就可以对这位外科医生的工作表现有一个很好的预期。简单地说，这张图在对外科医生说：“伙计，你一直干得不错（或者是，你干得不怎么样的）。”这是目前为止最有效的一种衡量外科手术好坏的方法之一，你要做的就是用手术例数、根据 EuroSCORE 评分系统或者其他方法获得的患者的风险系数，以及手术结果（生存或者死亡）来编辑这张图表。

这种方法叫作 CuSum 曲线（累积和），有时称为 VLAD（可变寿命校正图表，这可不是什么弗拉德三世，那个喜欢用尖头木桩刺穿别人身体杀人的瓦拉几亚大公）。好的医疗机构可以通过获得自己医院外科医生的治疗结果，并且定期地向外科医生反馈他们治疗的患者的预后数据和图表，利用一个令人吃惊的现象叫作“霍桑效应（见下文）”，成为医院推动医疗干预持续改善以期获得更好医疗结果的最重要的手段。

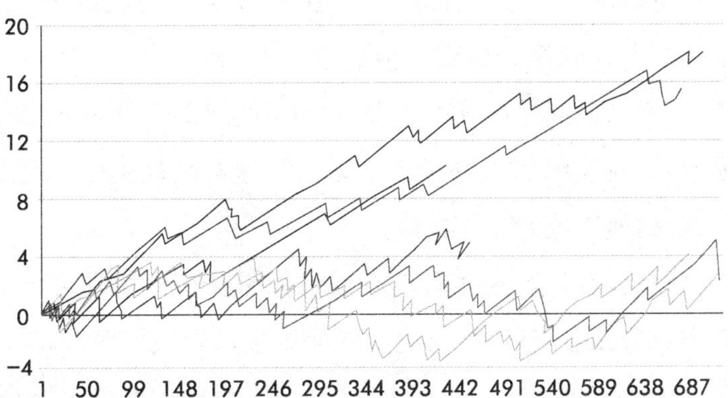

以上是一张剑桥医院真实的 VLAD 或者称为 CuSum 图。
有 3 位外科医生工作得超级棒。其他 4 位做得也非常好，但是在很短的一段时间内，其中的 3 位“生命银行”的存款掉到了 0 以下。他们透支了很短的一段时间，很快又回到了安全线以上。有趣的是，他们其中的一个在那段时间正经历激烈的离婚，没有办法专注于他的工作，影响了他的“生命银行”的存款。另一个外科医生正是对自己自信满满的时候，觉得自己可以渡过任何风险。他选择了几个高风险的患者，这影响了他的“生命银行”的存款。就如我们以后看到的，外科医生的心理也会影响患者的预后（毕竟外科医生也是人啊，尽管有人不同意）。

EuroSCORE 风险评估模型成为世界领先的风险模型，它的成功不仅仅在医疗决策中的应用和医疗质量的控制。它事实上在挽救生命。要理解一个单纯的风险模型如何做到这一点，我们必须回到 20 世纪初的美国，回到霍桑工厂的所在地伊利诺伊州的西塞罗市。

霍桑工厂是美国西部电气公司在 1905 年建造的工厂。在它鼎盛的时候有 45 000 名员工，制作冰箱和其他电器产品。最繁盛的时期甚至有自己的私人铁路，将货物从工厂运输到货运站。不过到了 1983 年，制造业完全停止了，工厂变成了一个购物中心，再也不复当年的盛况了。当然它的出名却和它制造真空吸尘器和冰箱绝对没有关系。

20 世纪 20 年代，霍桑工厂一些聪明的管理者决定在工厂里开展提高劳动效率的研究。他们想知道，如果工作环境的照明提高了，工人们的生产效率是否也会提高，所以管理者增加了环境照明，同时监测工人的生产效率。管理者发现生产率有了暂时的提高，所以他们有些自得。

一段时间以后，这些管理者假设如果降低环境照明那么生产效率也应该会降低，所以他们降低了生产环境的照明，同时监测工人的生产效率。令管理者吃惊的是，生产效率再次提高了。他们对这个意想不到的结果有些困惑。于是他们决定把这个实验继续下去，继续研究其他干预生产效率的因素：如提高或者降低工作环境的温度，移动办公桌的位置，打乱工作流程以及诸如此类。每一次改变以后，他们都会监测工人的生产效率，每次都会发现有一段时间的提高，只有当改变结束以后，生产效率才会回到原来的水平。最终，1932 年，实验结束了(我想，工人们也大大地松了一口气)，实验者得出了他们的结论。

20年以后，在20世纪50年代，一位名叫亨利·A.兰茨贝格尔（Henry A. Landsberger）的社会学家重新审视了霍桑工厂的实验。研究了实验数据以后，兰茨贝格尔教授有了一个绝妙的想法。他假设生产效率的提高与环境照明、温度或者办公桌的位置都没有关系，而与关注生产效率这个行为本身有关[5]。这种现象称为霍桑效应：就是关注某些事情，这些事情就会变得更好（当人们在意识到自己正在被关注或者被观察的时候，会刻意去改变一些行为或者是言语表达以表现更好的效应）。虽然最初令人费解，但是稍微想一想就能很容易地理解为什么仅仅是关注这个行为就能提高表现。

首先，工人们是人类。如果他们觉察到在某个地方有人对他们的表现感兴趣，他们自然有积极性去改善自己的表现。其次，如果没有衡量对比的行为，绝对不会存在改善的动机：也就是说，如果一家工厂或是一家医院表现不佳，但是没人去衡量它的表现，不去和类似的工厂或组织进行比较，它不可能会意识到自己存在表现不佳的问题，也就不可能有动力去准备解决问题。如果古老的谚语说“小车不倒只管推”，那么我们是否可以得到这样一个结论“如果你不知道小车要倒，你凭什么想当然地想要去解决问题?”可以肯定的是，这至少是布里斯托尔皇家医院小儿心脏外科存在的一部分问题，很不幸，现在世界上的很多医疗服务机构仍然存在这样的问题。

EuroSCORE风险评估模型能合理准确地预测手术的死亡率，至少外科医生有一个标准来了解自己的工作表现，而不是在黑暗里摸索。霍桑效应积极地行动起来，必然发生的事情必然发生。心脏手术的预后在世界范围内有了改善，在那些有着最完善监测系统的国家，心脏外科手术的预后也是改善得最明显的国家。作为一种因果关系，这是不可能去证明的。和其他的事物一样，一个普遍存在的规则是，医学随着时间的推移也会变得越来越好，EuroSCORE风险评估系统出现以后出现的医学进步可能仅仅是这种自然进程中的一部分，但是对心脏外科手术预后提高的影响、大小和时间是显著的。

EuroSCORE评估系统发表在1999年，在随后的1～2年内被广泛地应用和推广。到了2002年，也就仅仅过了两三年，尽管有更多年老和重症的患者进行了手术，许多国家和中心的心脏手术死亡率也几乎下降了一半。在英国，心脏手术的预后现在被密切地监测和审查，时不时地与EuroSCORE评估系统得到的预测结果进行比较，而且比较的结果发布在互联网上，所有的人都可以看到(网址：www.scts.org)。英国现在有引以为傲的全世界最好的心脏手术生存率，如果霍桑效应确实在这种提升中起到了作用的话，EuroSCORE评估系统对心脏手术后生存率的提高功不可没，仅仅是一个风险评估模型，它可以无可厚非地说它在英国拯救了至少6 000条生命(诺贝尔提名委员会请注意了!)。其他国家的心脏手术后生存率在引进这套表现评估系统以后也有极大的提高，在全世界EuroSCORE评估系统挽救的生命可比在英国的要多得多。

霍桑效应虽然很难去证明，但是我们可以有根有据地观察各种风险模型被应用以后心脏手术死亡率的变化。我在我的医院做了这件事，得到的数据强有力地证明了心脏手术的霍桑效应。

当然，对于我们这些风险模型的制造者而言，霍桑效应的一个缺点就是，造就提高预后的风险模型会成为它自身成功的受害者。在应用风险模型监测以后，手术后的生存率有了提高，这

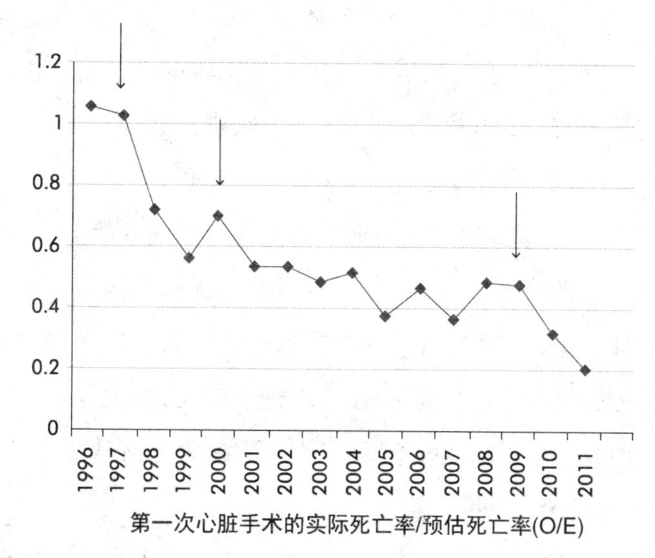

帕普沃斯医院在应用风险模型以后的实际死亡率和预估死亡率的比值。线越低死亡率越低(考虑了风险因素)。每个箭头所指代表引入一种风险评估模型：1997 年 Parsonnet 模型；2000 年 EuroSCORE 模型；2009 年改良的 EuroSCORE 模型。每一次使用一个风险评估模型都带来死亡率的大幅降低。

种提高导致的直接后果就是，模型变得非常不准确。到 2005 年，一些机构有报告说实际的死亡率要比 EuroSCORE 模型预测的低很多。在此后的两三年里，这种涓涓溪流变成了大洪水。这个模型在区分低风险患者和高风险患者上还是非常优秀的，但是在全面分析患者状态得到准确风险大小上存在错误。我们可以做的就是再建设一个新的模型。弗朗索瓦·罗克和我为了这个项目重新在一起工作，后来琳达·沙普尔斯(Linda Sharples)教授加入了我们，她原先是剑桥大学医学研究理事会的统计学家，现在是利兹大学的统计学教授。我们收集了所有大洲 50 多个国家几百家医院的 20 000 多名患者的数据，重新建设了一个模型[10]。现在这个模型(EuroSCORE Ⅱ)可以使用了，心脏外科界以极大的热情接纳了它。

EuroSCORE Ⅱ的一个任务就是定义死亡。这不是说笑话：我在以前就说过，手术以后定义死亡是困难的。从合法性上说，以下的情况都可以用“术后早期死亡”来进行索赔。如果一个患者死在了手术台上，毫无疑问，这是手术死亡。如果一个患者在术后2天死亡，大多数人会同意这是“早期”或术后死亡。当患者在手术后离开医院了，我们也可以明确患者是生存或者死亡，这是毋庸置疑的，但是如果患者在手术后一直待在医院里，直到6年后死亡呢？这仍然是术后死亡或早期死亡吗？有一种说法是，如果患者在手术以后30天仍然活着，就应该认为手术后存活，但是这也存在问题。

首先，这对一个术后存在并发症的患者不起作用，该患者待在重症监护室内，生命靠各种绝望的治疗手段和昂贵的高科技设备支撑着，可是不幸，在术后第31天撒手人寰。再者，一些患者出院了没几天就发生了死亡，从此他们离开了医院审计部门的明察秋毫，任何统计死亡数据的部门都不会去了解患者出院以后的情况。这就有点复杂了，很多人认为，如比利时勒芬市的保罗·萨金特(Paul Sergeant)教授，统计手术死亡率应该计算到术后90天，而不是30天。90天对于审计部门来说实在是有点长，患者在出院以后可能回家、移民或者单纯地不想再和治疗的医院有联系，因为他们有其他更好的事情可以去做。医院也一样，资金有限，有许多其他优先的项目绞尽脑汁去搞医院有限的资源，不会去关心那些遍布整个国家的老患者在出院以后情况如何。

在构建EuroSCORE Ⅱ风险模型的研究中，我们发现所有的医院都可以给患者出院时的情况(死亡或是生存)。对于术后30天的数据，只有刚刚过半的医院有。而术后90天的数据，一大半的医院都没有。因此我们做了一个过激的决定，我们把术后早期死亡定义为：患者因为与需要心脏手术同样的诊断而再次入住同一家医院治疗。这样做是武断和实用的：我们已知的数据是真实和准确的，这是我们在选择基准时需要考虑的重要特征。我们仍然能够从那些握有患者出院以后情况的医院提供的数据中获得经验教训。这些数据可以帮助我们了解患者出院以后发生的死亡率：我们发现，如果住院手术死亡率是 4%，那么术后 30 天会上升 0.6%，术后 90 天会再上升 0.9%。当死亡率趋于平稳以后，我们应当认为造成出院以后发生死亡的危险因素也应该在手术之前考虑进去。在术后 90 天内仍然有一些小风险存在，从此以后手术患者才可能安全。在你考虑是否要进行手术时，会衡量利弊：大部分的风险都存在于你住院期间，但是出院后也存在一些小的风险，直到手术后 90 天，有关手术的死亡率才会趋于平稳。

现在的心脏手术有其自身的规律。最终都会有强有力的客观监测工具来衡量手术的质量，尽管这些工具只是关注相对原始的关于生存的预后。这些工具可以发现临床工作的薄弱环节，并且能够提供这种信息，促进改进措施。在现代，条件差的医院或者手术预后差的外科医生将因为这些客观的监测，或者被要求提升手术质量，或者不允许继续手术。在英国和其他许多国家，临床的预后数据被常规监测，一旦数据提示手术质量低于标准，整改就会被提上日程。在英国，如果你自己或者亲人要进行心脏手术，你可能没有得到这个国家最好的医生的治疗，但是无论你选择住在哪家医院或者选择哪个外科医生进行手术，你肯定都能得到高于国际水准的治疗，这真是一个令人愉悦的想法。其他国家类似的临床治疗质量的监控也将要走一段很长的路，目的就是要心脏手术有一个安全的标准。* 通常情况，监测得越严密，手术的安全性越高。其他外科或者临床专科现在还没有类似于心脏外科的监测，但是他们正努力在建设类似的系统，尽管有些心不甘情不愿的。我认为，所有的临床专业在不久的将来都会有严谨的监测和预后的随访，当这样的系统建立起来以后，霍桑效应就会开始发挥效应，各临床专科的治疗干预产生的好的结果，就会像心脏外科那样发生翻天覆地的改善。

在挽救了成千上万的生命之后，一个类似于 EuroSCORE 的风险模型会被广泛应用。它可以发现临床治疗质量差的医生，阻止一个罪犯在犯罪的道路上越走越远。

像其他国家一样，英国无动于衷这些杀人恶魔已经有许多年了。1890 年左右，“开膛手杰克”在东伦敦的白教堂地区残忍地杀害了至少 5 名女性。也许有更多的谋杀案件是他干的，但是一直没有被证实，因为怀疑是仰慕他的某些心理变态者模仿“开膛手杰克”干的。20 世纪 60 年代的时候，伊恩·巴尔迪（Ian Brady）和迈拉·欣德利（Myra Hindley）这对臭名昭著的“沼泽杀手”杀死了 5 名孩子，并把他们的尸体埋在大曼彻斯特地区的沙德伍兹沼泽。弗雷德里克·韦斯特（Frederick West）在他妻子的帮助下，在将近 20 年的时间里进行着强奸、折磨和杀戮的狂欢，至少有 11 名年轻的女性因此死亡。这些事件真是可怕，但这些事件的受害者数量如果和英国最多产的连环杀手相比，简直是小巫见大巫，他就是温和、受人尊敬、广为流传的家庭医生哈罗德·希普曼（Harold Shipman）。

希普曼医生被指控截至 1998 年的 25 年期间进行了 15 起谋

* 例如，澳大利亚地区应用 AusSCORE 和 CuSum 评分，北美地区用 STS 评分。

杀案件，但是人们相信，他至少杀害了 250 名受害人。这大大地超过了“开膛手杰克”、“沼泽杀手”和韦斯特夫妇杀害的被害人的总和。不可理喻，希普曼医生在患者的家里或者在他手术的时候，通过给患者注射致死剂量的二醋吗啡（海洛因的医学术语），他杀害了数百位他自己的患者。然后他给这些患者签署死亡证明，在死亡原因上虚构其他的病因。尽管有巨大的死亡病例数，希普曼医生仍然持续行医了 25 年之久。在一个被认为是严密监管的专业领域，这样的事情是怎样会发生的？

对于希普曼案件调查的最后结论，最高法院的达姆·亚内特·史密斯(Dame Janet Smith)法官特别指出，可能因为希普曼医生的患者都很普通，如在年龄和健康状况方面，因此没有被特别关注，这才导致了他的患者有如此高的死亡率。很不幸被他言中，直到那时候，对于一般临床医疗从业者，很少有人去关注他们的患者的死亡率。

在该案件调查报告之后，《麻醉》医学杂志上发表了一篇编辑评论。在这篇评论中，作者（哈默医生）声称，在公立医院不可能发生类似希普曼案件的。哈默医生认为，在公立医院，医生们在一个严密监管的环境下工作，任何一丝一毫的差错都会在极短的时间内被发现，所以像希普曼医生一样的连环杀手不可能在一个现代的医院里成功地掩盖他的罪行。我的同事乔·阿罗史密斯(Joe Arrowsmith)医生，一位资深麻醉科医生，在读了这篇文章以后激起了他的兴趣。如果帕普沃斯医院出现了一个像希普曼医生一样的连环杀手，我们真的可以发现吗？

帕普沃斯医院在那时候已经有相当完善的质量监控系统。我们监测的一个指标是心脏外科的风险矫正后死亡率。我们比较心脏外科医生的患者预后和 EuroSCORE 风险系数，然后画一条“警示线”：任何外科医生或者麻醉科医生的实际死亡率比 EuroSCORE 风险模型预测的显著高出许多时，“警钟”就会敲响*。这是标准的统计检验，任何外科医生或是麻醉师一旦被敲“警钟”，他必须停止进行临床工作，接受调查。我们也用 VLAD 表来监管所有的心脏外科医生和麻醉师。这些虽然不是严格的统计，但是可以直观地表示随着时间的推移，风险矫正后的临床工作质量。由于这些监管措施的存在，像希普曼医生那样的连环杀手是比较容易发现的。

乔·阿罗史密斯和我挑选了另外两位同事作为假想的嫌疑犯（约翰·尼肖，一位麻醉师，斯蒂芬·拉奇，一位外科医生，他给我的这本书写了附录）。这两位在帕普沃斯医院工作了很长时间，治疗了许多的患者，患者的生存率接近帕普沃斯医院的平均水平。我们开发了一款计算机程序来虚拟他们是连环杀手，这款程序叫“模拟意外随机死亡事件发生率”发生器，一个合适但有点可怕的缩写（首字母缩写是 MURDER，“谋杀”的意思）。这个 MURDER 程序随机地挑选了一些约翰医生和斯蒂芬医生治疗过的并且顺利出院的患者，但是在程序里却记录相反的预后。也就是说，计算机程序假设这些患者的治疗预后是死亡。我们“杀死”这些患者的过程是随机的，获得的死亡率与希普曼医生在他 25 年杀人生涯中是一样的。然后我们应用我们的标准统计进行监测，看看要多长时间，他们中的任何一个会触碰到警告线，进而被要求停止进行临床工作。

实验的结果是令人鼓舞的[1]。哈罗德·希普曼医生连续作案了 25 年没有被发现，要不是他自己的不小心，他可能还会继

---

* 这里的“显著”意思是：从统计学上说实际死亡率比 EuroSCORE 模型预测的死亡率高出许多的现象是因为偶然而出现的机会低于 5%，也就是说 p 值小于 0.05。

续杀害无辜的患者。在我们的实验中,麻醉师约翰 10 个月就被发现了异常的死亡率,外科医生斯蒂芬只用了 8 个月就被敲了警钟。这纯粹基于他们的患者死亡率达到了统计学的显著性差异(换句话说,他们患者的高死亡率是因为偶然产生的概率低于 5%)。让我们看这两位医生的 VLAD 曲线,可能在 2 个月或 3 个月内,他们的所作所为就应该被怀疑(见下图)。

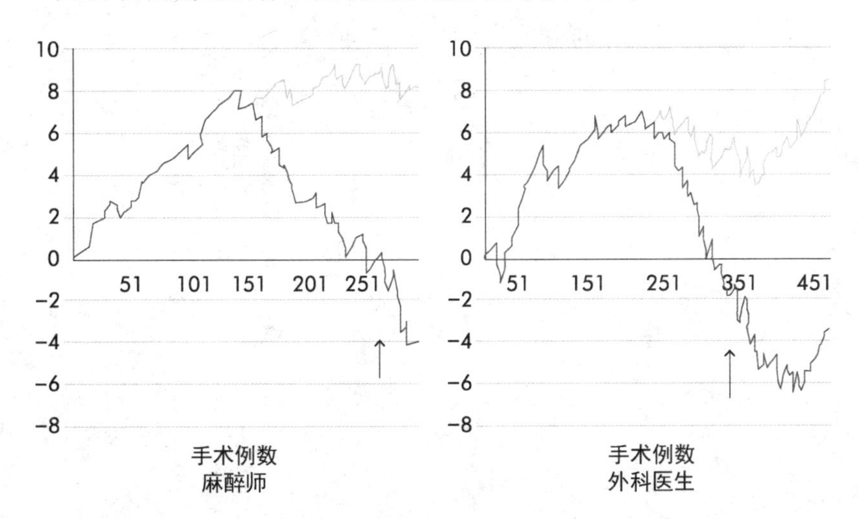

作为连环杀手的麻醉师和外科医生的 VLAD 曲线。在图表分叉的时间点开始了杀人事件。高的曲线是真实的 VLAD 曲线,低的曲线是这两位医生变成了杀手希普曼的曲线。箭头提示统计学达到了显著性,警钟敲响(麻醉师用了 10 个月,外科医生是 8 个月),但是 VLAD 曲线在更早的时候已经发现了问题。

这里需要强调的是,这是一个虚构的情景:斯蒂芬医生和约翰医生都是临床工作非常优秀的医生。我们的实验只是用计算机进行模拟,如果在帕普沃斯出现了一个连环杀手会发生什么情况。没有任何的谋杀发生。这个实验的过程和结果发表在了《麻醉》杂志上。但是不知道怎么了,明明只是一个虚拟的实验,但是小报记者可不是这么认为,有一篇报道说在帕普沃斯医院有一个连环杀手潜伏了 8 个月。

当然,我们的质量监控系统不是为了揭露连环杀手设计的,是为了发现任何原因引起的临床工作质量下降。我们的这个实验研究只是说明这样的监控系统是有效的。针对所有医院、所有手术甚至说所有的临床治疗建立严格的质量监控有一场激烈的讨论。如果我们这些临床医生希望患者能够信任我们,把他们自己的性命和他们所爱的人的性命托付到我们手上,这是我们最应该为他们做的事情。

5

从 FIASCO 研究中获益

我们经常能听到人们把外科医生和飞行员相提并论(你们的命都握在他们的手中)。而我认为这有点肤浅,这两种职业之间有太多的不同。首先,飞行员驾驶飞机,外科医生拿刀切开患者(“非常、非常小心地”,这是我 5 岁的女儿克劳迪娅的说法)。他们两者一项重要的相同之处就是:公众把他们的信任(实际上是生命)交到飞行员和外科医生的手上。我们理所应当地希望干这两种职业的人都能“非常、非常小心”地认真工作,但是他们有类似的终点事件。不同的是,飞行员实际上和乘客一样,他们坐在同一艘船上。如果飞机失事,飞机上的每一个人都会死,飞行员也不例外。而外科医生不同,他的患者如果“失事”,他仍然还会活着。尽管这个外科医生的声誉和职业生涯可能毁了,但是他毫无疑问会依然活着。外科医生拿别人的命承担风险。飞行员拿他或她自己的命承担风险。他们两者之间更重要的不同是,他们运作的方法不同。

许多年以前,我想去考一张私人飞机的飞行员执照。主要是因为我曾经浪漫地幻想飞到法国去吃午饭,当我需要出去开会的时候,我只要租一架单引擎的塞斯纳,既便宜又方便,想去哪就去哪，不用再忍受瑞安航空糟糕的飞行服务。而且这么做有多酷啊！不过这只是一次短暂的冒险。最后，我不得不在上了一半的课程后放弃，我只学会了起飞和滑翔，还不会落地。从航空安全来说，我没有足够的时间落地。第一节课用了1个小时，我觉得学得很不错。第二节课关于安全教育持续了20分钟。第三节课关于飞行前计划和飞行后情况总结。第四节课是在飞行计划和飞行后情况总结中增加安全检查。到了第五节课，我不得不化身为业余飞机机械师，检查隐蔽处的那一堆引擎和燃料系统，原本以为1个小时的课程，让我耗掉了一整天。从我短暂地踏入航空事业的冒险经历来说，我了解到了飞行员和外科医生一个最大的不同。飞行员根据程序工作，核实、核实、再核实。他们尽最大的努力避免任何机会出现。这是一种双保险的做法，就像俗话说的：用了皮带和背带，你的裤子就不会掉下来。与飞行员相比，外科医生就是热情的大眼牛仔。

用两个心脏手术的例子来说明这点。外科医生缝合血管时通常使用高分子聚丙烯材料制成的单股缝线。这种缝线叫普理灵，是爱惜康公司生产的一类缝线，爱惜康公司是一家国际性的缝线制造公司。普理灵缝线有许多有趣的特性，有些是好的，有些是坏的。它的蓝色缝线常常在无菌手术室的蓝色背景下看不到，使用时有阴毛的特性，卷曲、不好处理。

尽管有这些缺点，普理灵缝线是全世界缝合血管时首选的缝线。主要有三个原因。首先，普理灵缝线很滑，所以它穿过组织时非常迅速和平滑，不会损伤周围组织。其次，普理灵缝线是惰性的，机体接受好，还没有证据显示普理灵缝线会引起组织的炎症反应或其他不良反应。第三点(最重要的)，缝线很牢固，而且永远都很坚固。只要仔细地用普理灵缝线缝合血管，吻合口可以耐受较高的动脉血压，即使普理灵缝线的直径比人的头发还细。在搭4根桥的冠状动脉搭桥手术中，至少有7个吻合口，普理灵缝线是唯一可以防止患者出现致死性出血的缝线。所以，从字面上说，这是一条连接生死的小蓝线。

普理灵缝线有两个特性改变了外科医生的行为。第一个是，普理灵缝线很滑。普理灵缝线能很顺滑地穿过组织，缺点是打结如果不牢靠，打的结会松开。打结的时候需要换手或者稍微改变一下握线的位置，这并不是一个艰巨的任务。要打一个安全可靠的结需要三个步骤或者四个步骤，所有的外科医生都知道其中的至少两个步骤。小心的外科医生从打多个滑结开始，一般是4～7个滑结。滑结可以使这个结能继续被勒紧到需要的牢固性。然后外科医生会做一个有用的动作来打紧这个结，使这个结安全可靠。在时间上，打紧结的这个动作会增加0.5秒到3秒。在大多数心脏和大血管手术中，单股的普理灵缝线被用来缝合和修复血液循环的结构（心脏和血管），包括需要承受血压的动脉，如主动脉，主动脉管壁内运输从心脏搏出的全部血液。如果主动脉上有一个滑结，会导致整个滑线缝合的地方散开，患者将在几分钟内因为出血而死亡。了解了这些，你一定会想，所有的外科医生都要打好普理灵缝线的结，特别是在缝合动脉时，尤其是如果这个动脉叫主动脉。然而令人震惊的真相是，外科医生并不是这样做的。就我认识的外科医生，还不到一半的人认真地打紧每一个滑线的结，在动脉上也是，甚至是在主动脉上。

普理灵缝线的第二个缺点是：它是单股缝线。我们日常生活中用的线，比如缝衣服的棉线、船上的缆线或是鞋带，都是多股编织的：就是一些更细的线相互缠绕编织而成。不同于普理灵缝线，有一些缝线也是多股编织而成。这些缝线最主要的优势就是，如果其中一股断裂不会损害整个缝线的完整性和缝合强度。普理灵缝线则不同。它是由材料组成的一股线。如果你在放大镜下观察普理灵缝线，你会看见一个发亮、光滑、蓝色的圆筒状物。这个单股的缝线上任何一个地方发生断裂，这一整根线就都断了。所以产品制造商强烈建议不要用金属工具去触碰缝线，如手术钳子、镊子或者夹子，怕会损伤缝线引起断裂，使整个缝合裂开。知道了这些，你一定想，肯定没有外科医生在使用普理灵缝线时会使用金属手术器械来钳夹缝线。又一个令人震惊的事实是，大部分的外科医生都是这么干的，即使这根线是要用来缝合动脉的，甚至是缝合主动脉的。

幸运的是，大部分的多个滑结并不会滑开，而普理灵缝线也会在金属器械的攻击下存活，但是并不是所有的结果都是好的。在我 20 多年的职业生涯中，亲眼看见过一些患者因为滑结松开和普理灵缝线断裂引起出血而死亡。一位成功搭桥手术后的患者，第二天早上正在享受他的早茶的时候，胸腔引流瓶突然出现大量出血，几分钟后就出现了死亡，我们甚至来不及做些什么来挽救他的生命。后来的验尸报告指出，桥血管与主动脉的吻合口因为普理灵缝线断裂出现出血。在手术中，普理灵缝线被金属器械钳夹过。另一位患者则在成功经历了高风险的心脏移植手术后 2 小时出现右心房的出血，因为缝合右心房的线松开了。整个手术团队再次打开了胸腔进行止血，并且大量地输血，只是一切太迟了，患者出现了脑死亡。重新开胸后发现，缝合心脏的普理灵缝线因为没有打紧松开了。*

---

* 这位不幸的患者后来成为一位器官捐献者，他的两个肾脏和他的肝脏捐献给了其他需要的患者。

类似的极端事件是极少数的，但是当我们只要做简单的步骤就可以避免这样的事情发生，我们为什么还要允许这样的事情发生。多花个几秒钟把结打紧，用戴手套的手去拿普理灵缝线，如果一定要用金属器械去钳夹普理灵缝线，可以在器械的头上套上保护的橡皮套子(这叫作橡皮钳子)，只要这样做了，这些死人的事情就不会发生。这两位患者的主刀医生付出了沉重的代价学到了教训，现在都很仔细地打结，绝不用金属器械去钳夹普理灵缝线。第三位是一个极度自信的术者、思想家和创新家，是英国最好的心脏外科医生之一，热爱美食，生活多姿多彩。他有丰富的临床经验，完美的临床预后，在英国和全世界享有盛誉。他在事业的顶峰时期是在这个行业内无人不知无人不晓他的大名。他也遇到了同样的问题，主动脉上的一个滑结在手术后几个小时松开了。他用牙咬开了缝好的皮肤，挽救了患者死于出血的命运，但是直到他退休前他仍然没有最后打紧他的滑结。

在现在这样一个时代，医生被要求尽可能做好每一件事来保证手术的安全，尽我们的能力减少潜在的和实际存在的对患者的损害，不断地提高治疗的预后，但是我们连最基本的安全措施也没有做到。一个很大的原因是，外科医生是天生的冒险者。他们经常抄近路，鲁莽地做决定，做事的时候漫不经心。在飞行界里盛行的强迫性的反复自我检查的文化还没有在外科界流行。在航空领域，任何时候可能的检查都要做。在医学领域，就像以下的研究所展示的，并没有这么做。

最近，我的一位同事凯瑟琳(Catherine Sudarshan)决定观察开过心脏手术的耶和华见证人教派的患者的治疗。耶和华见证人是一个广义上的基督教教派，但是他们有几条信条使他们有别于主流的基督教，包括反对类似复活节和圣诞节的节假日，相信上帝的新世界将在 1914 年 10 月建立，并且救赎 144 000 位信徒。从一个类似于凯瑟琳医生的心脏外科医生的角度认为，耶和华见证人教派的信徒是绝对拒绝进行输血治疗的。而对于心脏手术来说，显而易见，输血治疗是必需的。在心脏手术开展的早期，手术不输血几乎是不可能的，即使能够完成手术，也会存在很大的问题。现在，我们的心脏手术已经有了长足的进步，我们的体外循环机器更精致更简洁，大约只有 1/3 的手术患者需要进行输血治疗。然而，1/3 仍然是一个庞大的数字，需要输血在心脏手术中是不可忽略的。

当一位耶和华见证人教徒走进诊室的时候，心脏外科医生的心脏就会颤一颤。一位断然拒绝进行输血治疗的患者需要一张远离手术的安全网，外科医生都知道，如果在手术中或者手术后出现出血，如果不及时输血，患者会面临死亡。一些外科医生断然拒绝给这些患者进行手术，绝大多数的医生会拒绝给手术时可能大出血的患者进行手术。凯瑟琳医生想知道那些耶和华见证人教徒手术会发生什么情况。他们是不是比那些愿意接受输血治疗的患者预后差？换句话说，如果没有了输血的保护网是不是会对这类拒绝输血的患者有损害？

凯瑟琳医生调查了过去这几年在帕普沃斯医院接受心脏手术的耶和华见证人教徒，发现他们实际上预后并不比其他患者差。他们的风险平衡后死亡率和预后是类似的。而且，在一个重要的领域这些教徒做得更好：他们因为手术而造成的失血更少。这些教徒在手术后 12 小时的平均失血量是 272 毫升。而其他患者的平均失血量差不多达到了 2 倍(498 毫升)。很明显，因为教徒拒绝接受输血治疗，外科医生不得不加倍小心地进行止血。那么问题就来了：如果外科医生能够小心地在手术中给教徒止血，我们为什么不这么对待每一位患者呢？

对于飞行员和医生来说，有惊无险是经常会出现的。可他们面临有惊无险的事情是不同的，这也很好地解释了为什么外科医生不像飞行员一样。在航空业，构成有惊无险的事是两架飞机因为航线的原因飞得很近，这可能会使这两架飞机发生碰撞事故。因此，对于飞行员来说，有惊无险的事是在空中会发生碰撞事故，但这是绝对不会发生的事情。然而，对于医生来说，有惊无险的事有三类，在我发表在《The Lancet》杂志上的一篇文章已经进行了详细的描述[9]。类型1，错误已经犯了，但系统发现并纠正了该错误，使治疗按正确的计划进行，错误没有造成伤害。类型2，犯了错误，安全系统没有发现，但纯因为有运气，错误没有造成伤害。类型3，错误造成了伤害，但是还没有致命一击，没有导致死亡或者残疾，或者其他正在研究的结果。航空业的有惊无险类似于医学界的错误类型1，但要比在医疗界发生的有惊无险的事情温和得多，而且航空业以绝对的真诚来避免这类的事件发生。所有发生的威胁到航空安全的事件都会被报告、收集资料，并且认真分析。从这些事件中吸取教训，在实践中加以改进，并且最终会形成制度。毕竟从有惊无险的事件中吸取教训比从空难事故中吸取教训要更安全，也更聪明。得益于对飞行安全隐患的调查和其他航空技术的发展，最近在航空业发生致死性事故的概率下降了65%，从1997年每200万架次飞行就会发生一起空难，到现在大约450万架次才会发生一起。然而，在医疗界却没有这样的系统。除了在药物处方和输血治疗方面偶尔有不良事件报告制度，在医学界不良事件报告制度还处在初步阶段。在一些外科专业有一些不良事件的报告，但是在其他专业几乎没有报告制度，事实上总的来说在医学界是没有严谨的不良事件报告制度的。在临床治疗中，遗憾的是，我们仍未从严重的结果，也就是患者的死亡中获取经验教训。

我从来没有想过，当我在写这一章关于临床治疗不能从不良事件中吸取教训时，发生在我自己行医生涯中的灾难性事情会把这个问题尖锐地推到了风口浪尖上。

某一天下午，我正在给一位主动脉瓣狭窄的73岁高龄妇女做手术。原本的计划是用人工的生物瓣膜置换原有的病变的瓣膜，以缓解患者的呼吸困难，避免发生心力衰竭。这位患者有一定的手术风险，但是没有手术禁忌，我们希望这次手术能够非常顺利、快速地完成。

我们按照常规开始体外循环，我在左室插了一根引流管进行心内的吸引，以保证我在置换瓣膜的时候术野清楚。这根心内的吸引管应该把左心室的血都吸回到体外循环系统中，但是很不幸，这次它没有吸血，而是往外吹。整个左心室都充满了气体，这些气体随着循环进入了大脑，患者遭受了灾难性的、不可修复的脑损伤，导致了患者的死亡。管理体外循环的灌注师一定是不小心碰到了机器的按钮，改变了滚压泵的转动方向，从而导致不是从心脏内往外吸引，而且向心脏内打气。很明显，这个错误是可以避免的，但是它还是发生了，而且造成了严重的后果。立刻，整个医院迅速地行动起来，纠察发生的根本原因，希望能从这次事件中吸取教训。我们发现不小心改变泵的转动方向是件很容易的事，只要一根手指或者手肘碰一下心肺机上的一个灵敏的按钮，就可以使引流管不往外吸血而是往里吹气。这会造成非常严重的后果，对患者和爱她的家人来说，这真真切切是一场灾难。从我的专业角度来说，在这次事故中可以吸取教训，下次避免发生，但是我仍然忍不住会想，这类事故如此容易就会发生，而直到现在才发生可真是一个奇迹。

我在帕普沃斯医院工作了20年，从来没有发生过这样的事故，我不禁要问：如果这次事件是一次直接命中打击，那么在这以前是不是发生过类似的事件但是却有惊无险地度过了危机？我去问体外循环师和其他外科医生，他们以前是否看到过类似的泵逆转的事件。让我感到恐惧的是，大部分人都说“是的”。所有的人都曾经看到，至少是意识到发生了泵逆转的事件，但是，纯粹是因为运气，在这之前发生的泵逆转的事件都没有给患者造成伤害：典型的2型有惊无险事件。

几天之内，帕普沃斯医院所有的病区都被告知了这类错误可能发生的过程，也都被告知了一旦发生可能会引起的严重后果。医院已经实施了各类计划来改变手术的进程，直到心肺机的设计得到改善或者调换医院所有的心肺机。我们从这次严重的事件中吸取教训，但是如果能够从之前发生的有惊无险的事件中吸取教训会有更好的结果。

有趣的是，当第一批新机器被交付使用时，新机器有一个改进的设计，这个设计似乎是特地为防止再次发生以前不幸事件而改进的。控制按钮被安装在了一个倾斜的斜面上，任何东西放在上面都会掉到地上。制造商是不是以前就知道一些我们不知道的东西？

从好的一面分析这次的严重事件就是，在医学界开始研究不良事件。和其他外科一样，在心脏外科做什么治疗和对什么样的患者进行治疗才会获得成功，是被一直不停地反复推敲的。和20年前相比，现在的患者要年纪大得多，而且病也严重得多，但是预后却要更好，治疗成功的比例也更高。这毫不奇怪，医学文献里充斥着成功干预“毫无希望”病例的报告。*

在 FIASCO 研究中[3]，我和我帕普沃斯医院的同事采取了一个截然相反的方法。我们研究术前预期死亡率低的却发生死亡的那些病例，而不是研究术前预期死亡率高的患者的生存率。这样做的原因很简单：我们认为要发现我们医疗体系中的薄弱环节，就是要发现原本不应该发生任何错误的地方却发生了错误而导致对患者的伤害。我们想通过对这些病例的分析，能够将他们分为两组。第一组的患者属于突然死亡，这些患者的死亡属于“意料之外”或是“天灾”：也就是说，这类患者的运气差了点，没有人能够预料到会发生死亡，也没有人能做些什么来避免死亡。第二组患者的死亡应该能够被预见，死亡的预后可能可以被阻止。我们相信，通过对第二组患者的研究，我们可以发现那些可以避免发生的错误，而如果一旦出现了状况，我们也可以知道我们应该做些什么。研究结果让我们大开眼界。

我们只研究那些术前预期死亡率低于 2%的患者，他们是低风险患者，也就是说术前没有人认为他们会发生死亡。1996～2005 年期间，总共有 4 294 位低风险患者进行了手术，只有 16 位患者出现了死亡，死亡率不到 0.5%，所以从这个数据来看，作为一家医院的心脏外科来说，做得还是非常好的。我们仔细地分析了死亡的 16 例病例，来区分是因为“天灾”而不可避免，还是因为 FIASCO（惨败，没有获得满意的预后）而可以避免。这样分类以后，我们把这些病例给一位院外的专家看了，他也同意我们这样分类。我们都同意，这 16 例死亡病例中，有 9 例是无法避免，但是有 7 例属于 FIASCO（没有达到预期预后）。在这组病例中主要有 2 个原因导致了死亡的发生，沟通错误和手术中心脏

* 外科医生最喜欢发表那些没有写上副标题“看我多聪明”的文章。

保护不当。此后，这两方面的问题在医院的工作中都得到了改善。4 年以后，我们做了一个跟踪研究（FIASCO Ⅱ）来检查这些错误是否得到了改正。调查发现，此后没有一个患者是因为沟通错误或者心脏保护不良而发生死亡[2]。这说明我们从错误中得到了教训。

每一台心脏手术都是有风险的。虽然不常发生，死亡仍然会出现，甚至是发生在低风险患者中。尽管如此，我们仍然惊讶地发现，低风险组患者的死亡率极其低，但是其中有接近一半的死亡是可以避免的。也就是说，死亡率是可以被减少的，甚至我们可以把死亡率的减少作为医疗质量改进计划的一部分。不同的医院临床治疗的水平不同，所以我们建议每一家医院都能对自己的患者进行一次 FIASCO 类型的调查研究，来发现自己医院在治疗过程中可能存在的问题。第一篇关于 FIASCO 研究的文章在 5 年以前发表。据我所知，在我写这本书的时候，世界上有 5 家医院采纳了我们的建议，对自己医院的患者进行了 FIASCO 研究：瑞典斯德哥尔摩的卡罗林斯卡医院和土耳其的 4 家医院。

在医生和外科医生中，对待医疗质量、医疗监控和从错误中吸取经验教训的态度，仍然有一些人有鸵鸟一样的行为。绝大多数的医生，包括外科医生在内，和其他健康服务的提供者都热衷于为他们的患者提供最好的服务。唯一的问题是，他们中存在一种冒险的态度，而且拒绝改变。在前面的书中我提到过，这是一种基于声望的医学，这样的医学我认为是怀着越来越坚定的信念重复着同样的错误。毫无疑问，医学界仍然存在一些这样的观点。我们医疗行业现在正处于自我检查和监督的边缘，航空业和其他许多人类努力的领域已经实现了自我的监督，许多迹象都说明，这是最后的改变。现在许多医院鼓励不良事件报告，希望能够从中吸取经验教训。一些医院甚至鼓励报告在治疗中发生的有惊无险的事件。2002年，美国的弗吉尼亚梅森医院推出了“患者安全警报”系统，这个系统实质是一个报告任何可能危害患者情况的系统。开始的时候，医院员工的报告还很温和，但是2004年，一位69岁的患者，玛丽·麦克林顿(Mary McClinton)女士因为注射错误而发生了死亡，这个事件刺激了医院的员工，他们开始积极地上报各种可能危害患者的情况。结果是，治疗中的错误和医疗事故都大幅度地减少了，医院也从减少的医疗事故责任保险的保费中获得实质性的利益。有惊无险事件和医疗事故的报告在缓慢地上升，尽管系统对这两类事件如何进行处理的设计仍然比较基础。

在《更好》这本书中，作者阿图尔·葛文德(Atul Gawande)医生揭示了医生是如何通过各种方法来改善他们为患者提供的服务，包括了最先进的西方的高科技医学，也包括在印度偏远村庄提供的最基本的医疗保健和疫苗接种计划。2007年这本书第一次出版的时候，我有幸应一本医学杂志的要求对它进行审阅，我非常有兴趣地拜读了它。很显然，阿图尔·葛文德医生对手术安全、提高手术效率和减少错误有着长期、浓厚的兴趣。更甚者，他的一个观点给了我极大的启示。他写道：他意识到他可以给他的患者提供更有效的服务，只要他坚持不懈地做好他已经会的，哪怕是只有一点点的进步，而不是去寻找新的治疗方法或者更聪明的治疗方法。

2010年，全世界有817人死于空难。2011年，有17位美国平民死于恐怖袭击，与这一年因为家具摔落而死亡的人数相同。2010年5月到2012年5月，在英国没有人因为恐怖袭击死亡。

现在好好地想一想，即使不是数亿元也有数百万元用来保障航空安全和防范恐怖袭击，如果我们也花同样的心思在心脏外科手术上呢。在英国，每年大约施行 39 000 台心脏手术。手术死亡率大约在 2%，也就是说每年大约有 780 位患者会因为心脏手术而发生死亡。* 人数相当于 2 架大型喷气式客机满载。想象一下，英国每年都要发生一次 2 架满载的大型喷气式客机在空中发生碰撞，从而导致数百条生命失去，媒体和大众会有什么样的反应。再设想一下，在发生这样的航空旅行灾难后，调查、报告、机制讨论、安全措施、建议和无止境的立法。

当然，我们预期在大手术中，如心脏手术中会有死亡发生，手术死亡率永远不会是零。然而，我希望我在书中介绍的大家都能够接受：只需要简单的步骤就可以减少手术死亡率，有一些努力我们已经开始实施，但还有更多地需要我们去做，在这个领域就是这样，一分耕耘一分收获，这对患者有利，对我们医护人员同样有益。

---

* 在澳大利亚，心脏手术的死亡率类似，因为人口基数小，每年大约有 400 例手术死亡病例；在美国，每年因为心脏手术死亡的患者大约有 16 000 多例。

6

决心，决定

几十年前，患者总是认真地执行医生要他们做的事情。医生作为一位专家，患者相信对于问题他们总有正确的解决方法，患者想当然会遵循专家决定的治疗方案。现在情况发生了变化。以前被动接受的患者现在正慢慢转变成为积极参与治疗过程的医疗服务的消费者。他们的口号是："我的决定我做主。"这是合情合理合法的一种转变。在对自己的临床治疗做决定时，患者在不进行治疗和使用什么有效的治疗方法进行治疗之间进行选择，每一个选择都有自己的风险和获益，做这样一个选择是需要获得各类信息和聪明的头脑的。事实上，对于某一位患者是否要接受某一种治疗一直是医生和患者需要解决的最重要的问题。从医生的角度来说，这就是医学教育的目的之一。内科医生和外科医生做的几乎所有的事情同样可以被经过正确培训的其他人完成。

比如说以下一些医生经常做的工作：从患者那里获取病史并且进行记录、抽血化验、插导尿管、做心电图、拍胸片、开医嘱、进行静脉注射、做搭桥手术的时候取静脉、给患者做心肺复苏等。仅仅是30年以前，想想要让非医疗专业的人士做这些事情都会被所有的人(医生和非医生)厌恶。现在，这些事情甚至更多的其他事情都是由护士和其他健康保障专业的人士完成，这在许多医院和世界上的许多部门都已经是一件安全的事情。全日制医学教育需要解决的棘手的事情就是针对一种疾病选择合适的治疗，并且把它提供给患者。简单地说，就是做选择。因此，医生需要系统的医学教育来做出正确的决定，患者需要有一定的知识水平来同意或者拒绝医生提供的治疗。这在外科手术治疗中更为重要，因为错误的决定（或是正确的决定出现了错误）导致的后果可能是极其严重的。也许有一天，你或者你爱的人可能会面对需要手术治疗的境况。决定是否接受手术治疗不是一件简单的事，但是如果知道决定这样治疗的原因，可能会对你做出明智的决定有些帮助。在我解释医生如何在循证医学的基础上做出这样决定之前，我们需要问自己一个简单但重要的问题：医生为什么要对患者进行治疗？

为什么呢？我经常问我的第四年的医学生这个问题，有些人知道正确的答案，但是大多数人不知道，所以让我们从澄清医生为什么不对患者进行治疗开始。

对患者进行治疗的不恰当理由。

- 患者有疾病
- 医生需要对患者进行治疗
- 医生需要钱
- 医生想让患者快点出院
- 患者想带着某种治疗回家

所有以上的这些都不是医生提供医学治疗的好的原因。对于一位医生来说，治疗患者只有两个原因。

- 改善症状（帮助患者感觉更好）
- 改善预后（帮助患者延长生命）

任何医学治疗如果不能达到以上两条中至少一条的结果的话，都不应该提供给患者，因为这样做是不道德的。一项治疗如果既不能改善症状，又不能延长生命，最好的结果就是没什么用，更糟糕的是这种治疗是有害的，是对资源的一种浪费。

唯一例外的是免疫领域，有时给所有人群（包括没有患病的人群）针对某种特殊的疾病进行疫苗接种被证明是有意义的，这可以提高机体对疾病的免疫力，消除或者明显地降低这种疾病对人体的伤害。实际上，疫苗接种对个人来说存在可预期的益处，所以说，在大多数的疫苗接种计划中，以上的两条准则也是贯穿其中的。

外科手术治疗要遵循以上的两条准则。进行一项手术治疗的原因始终应该是：要么可以改善症状（减轻或者消除患者的不适，如疼痛、不舒服、呼吸困难、瘙痒、心悸，诸如此类），要么能够延长寿命（提高生存时间）。换句话说，症状与生活质量有关，预后与生活数量有关。

因此，我们最开始的问题就自然地分成了两部分。

- 手术是改善症状的正确选择吗？
- 手术可以增加生存吗？

让我们首先处理有关症状的事情，它是两者里相对简单的问题。对于外科手术（相对于药物治疗而言），患者的症状必须达到一个标准才适合手术治疗，无论是什么样的患者、什么样的病程、如何特殊的外科、外科医生有什么想法，还是设想的手术，这个标准始终是一样的。对所有人来说，这个标准非常简单：只有药物治疗没有效果，才适合手术治疗。原因很明确：如果有药物可以缓解症状，有脑子的人都不会选择让一个手上长毛的外科医生拿刀切开自己的。所以，我们的第一个问题就变成了：症状可以使用药物控制吗？如果答案是“是的”，那就继续药物治疗。如果回答是“不”，才考虑外科手术治疗。

当药物治疗没有用，外科手术治疗被提上日程时，下一个决定就是是否要进行手术治疗，因为手术治疗天生就有风险。患者必须权衡手术的利弊。举个例子，有一位患者有心绞痛，搭桥手术可以治愈心绞痛症状，但根据风险模型的计算（也许还要加上主刀医生的表现）死亡率是1%，这位患者就需要决定自己是否可以接受用1%可能死亡的风险来换心绞痛的治愈。这是一个相对容易做的决定：患者知道心绞痛带给他或她的痛苦，这极大地影响了生活的质量，而且大部分的患者都知道1%是什么概念，就是每100个人里有1个发生死亡。根据手术获益值得手术风险，患者因此做了一个知情决定。

事实上，根据手术预后来做决定是否手术治疗要复杂得多。当不存在改善症状的目的，仅仅只有预后（生存）和风险的时候，是否决定进行手术治疗并不容易。我们知道，某些疾病如果不手术治疗会威胁生命，换句话说，手术治疗是为了生存，如果不进行手术会给患者带来风险。然而，手术本身就存在风险。我们所要做的就是去发现手术的风险是否是比较小的那一方，然后我们做决定。

不幸的是，这里面存在一个陷阱。

问题是，手术的风险是即刻显现的。不进行手术的风险是随着时间慢慢堆积的。如果你患有一种疾病可能在将来某一时间导致你死亡，你正在考虑明天早上通过手术治疗，可以肯定的是，如果你明天早上不做手术的话，你明天晚上极大可能还是活蹦乱跳的。但是你不仅仅只对明天在意，你也关心下周、下个月，以及下一年。当然，根据你现在的年龄，你肯定非常关心以后十几年、二十几年甚至三十几年的生存状态。那么你如何做决定呢？你又需要什么样的信息来帮助你做决定呢？

假设你需要进行一次心脏手术，手术的死亡率是5%(3.5%是住院死亡率，1.5%是术后3个月内死亡率)，从此以后你可以像一个正常人那样生活，根据年龄和性别遵循普通人的生存模式，就像依据保险公司的数据绘制的图表。一组100例心脏手术患者的生存曲线如下图。

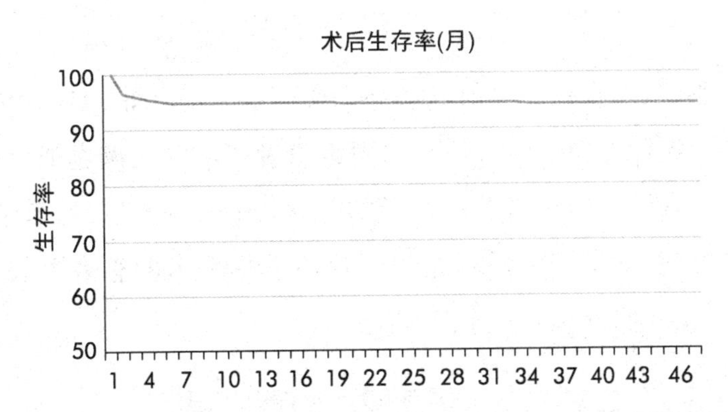

手术以后曲线有一个急速地下降，再以后生存曲线类似于没有患疾病的普通人。

现在让我们假设你决定不进行手术治疗，这种疾病的年死亡率是5%。你的生存曲线图如下。

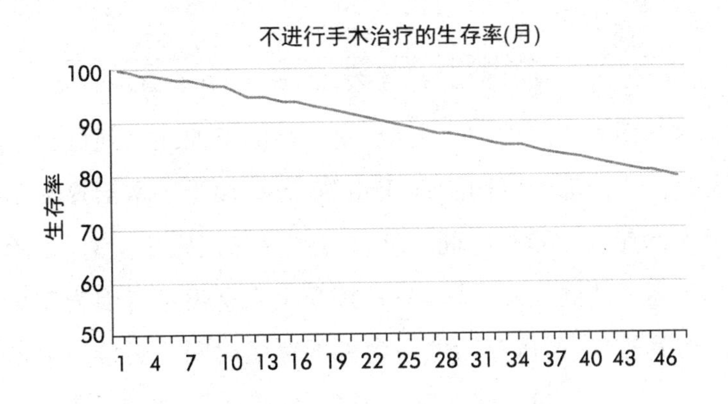

我们把两张图进行了对比，结果让我们吃惊。

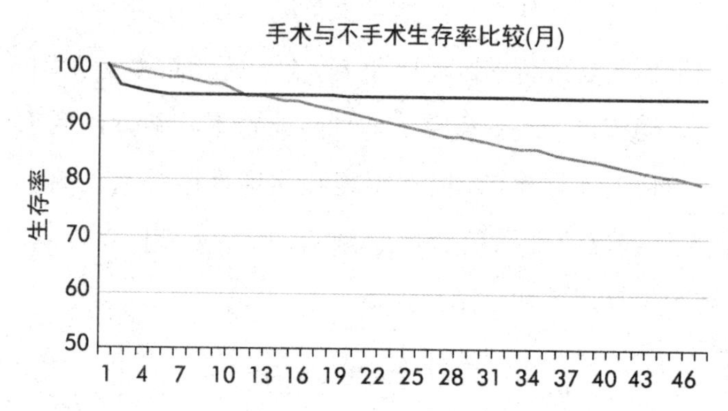

很明显，在一年以内，如果你不做手术你活着的可能性更大一些。实际上，在一年以内，这两组患者存活的比例类似，但是选择手术的这组患者总的存活的时间较短。一年以后，事情发生了变化，选择手术的这组患者比不选择手术的患者更长寿。现在，让我们看看下面这张图表。

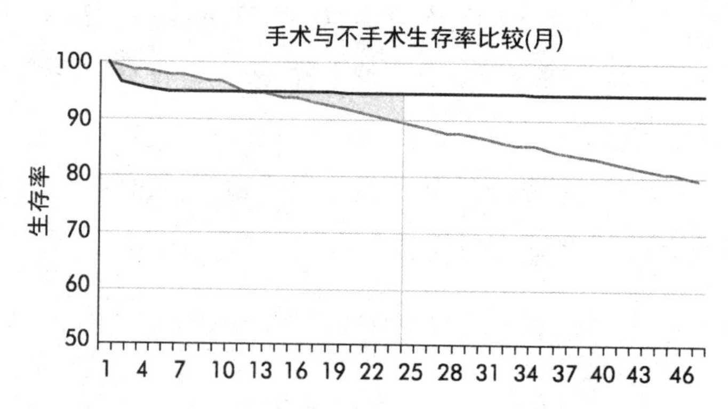

这张图表与前面一张类似，除了在两条曲线之间画出了阴影部分。这两部分的阴影面积相等，表示接受手术治疗和不接受手术治疗患者死亡时间不同。当红线和蓝线相交时，表示这两组患者存活的人数相等，只是接受手术这组患者因为发生死亡的时间较早，所以存活的患者总的存活时间比不接受手术这组患者要少。不过当时间延续到 24 个月时，不接受手术治疗的这组患者总的存活时间就和接受手术治疗的这组患者相同了，并且从此以后手术治疗对你的生存只有益处了。这个时间点很关键，手术以后达到这个点需要的时间叫作“治疗平衡时间”，或者叫“TUTE”[11]。什么时候达到 TUTE 是一个重要的信息，它帮助医生和患者从单纯的生存角度来决定是否要接受手术治疗。TUTE 时间的范围广得有些令人吃惊。在心脏外科领域，在哪个医院进行手术可以使 TUTE 时间从几个小时的差别到几十年的区别。

无论如何，请记住，大部分的手术是为了改善症状，如果原因是这个，那么决定就不难做了：做手术改善症状获得的益处是否足够平衡手术带来的风险？如果是的，就去做手术吧。如果不是，就告诉你的主治医生，让他把他的手术刀拿远点，你爱干吗干吗去。当然，随着日子的流逝，那些接受手术治疗的患者会感觉更好。这个时候，患者（和他们的主治医生）就会明白什么是 TUTE，因为这个时间点在不同患者、不同条件下是非常不同的。举个例子，一个其他都健康的中年男子存在冠状动脉左主干的狭窄，搭桥手术对他来说 TUTE 时间只有几周，就是说，如果他接受手术治疗，他的生存曲线只有几周的时间在不接受手术治疗的生存曲线之下，然后他就会活得很长远，所以如果不接受手术治疗，那么他就实实在在是个没有脑子的人，也怨不得别人让他的生存曲线陡然下降。再比如，一位 85 岁的老年女性患有主动脉的动脉瘤，她如果进行手术治疗，TUTE 时间也许是 6 年或者更久，意思是，手术以后至少要 6 年她才能确定可以比不手术活得更长久。这位女士因为用知识武装了头脑，她会礼貌地回绝英雄般想修补她的主动脉的外科医生。

TUTE 的概念是新的，但是我已经在许多不同背景和不同受教育程度的患者中进行了测试，他们都能非常好地理解这个概念。当然，我们只有知道了一个手术的风险和这种疾病的自然病程，我们才可以计算 TUTE 时间。尽管不是所有的手术我们都可以计算出 TUTE 时间，但是通过大量的医学文献所提供的数据，我们已经可以计算出许多不同条件和治疗过程的 TUTE 时间，随着研究的发展，我们会知道得越来越多。我认为将来当手术治疗的唯一目的就是提高生存率时，患者和医生会用 TUTE 方法来决定是否进行手术治疗，我相信，当有一天我们了解了所有条件下的 TUTE 时间的价值时，我们会这么做的。一旦我们开始这么做了，TUTE 的概念也可以被应用在改善生存质量的治疗上。很多的手术治疗是为了提高生活的质量，但是毫无疑问的是，在手术后的一段时间内，手术会降低生活质量。患者在经历了一次重要的手术之后，在从这台能改善生活质量的手术中获得益处之前，需要从手术恢复到正常生活，需要克服手术造成的疼痛和并发症。在这种情况下，TUTE 研究同样显得重要，尤其是当需要接受手术的患者年纪比较大，预期寿命不是很长的情况下。目前还没有研究针对手术对年老患者带来的害处和益处的平衡，不过这种局面会很快改变的。

7

等级的困惑

我们已经见识过外科医生是如何通过实际害死更多患者来改善自己的手术死亡率的。用一点专业知识、一点小手段，或者也许是一点恶意，一个不怎么样的外科医生也许就会排名在一个更好的外科医生之上。然而可悲的是，这不是排名表有误导性的唯一原因。排名表的误导性完全没有恶意。它所需要的是一点点的无知。

撒切尔夫人的政府留给英国国家医疗服务体系为数不多的财产，就是一定程度上财政的自律和责任。她和她的部长们希望那些做财务记账的医院能够合理地解释医院的收支，并且学会进行合理的预算。在某种程度上，这是成功的。当布莱尔的工党上台执政时，政府的关注重点从医院的财政转移到了医院工作的结果如何，并且想对医院工作的结果进行衡量。卫生部就挑选了一小撮疾病进行检查，要求医院对这些疾病的治疗预后进行质量衡量，其中一个疾病就是心脏病突发。

我们在电影《爱情第二章》(Chapter Two)中已经见识到了什么是突发心脏病，一条狭窄的冠状动脉被完全堵住了，通常是在动脉壁狭窄的地方(或是有斑块的地方)形成了新鲜的血栓。

血栓阻止了血液的下流，使得这条冠状动脉营养的心肌发生死亡。通常的治疗手段不能缓解患者的胸痛症状。如果死亡的心肌面积足够大还会引起心功能的衰竭。心肌梗死会影响心脏跳动的节律，或者使心脏完全不跳。梗死的心肌如果发生穿孔，会在心包腔内产生严重的出血，也可能穿孔出现在心脏内部结构，或者梗死的心肌使瓣膜的关闭功能发生障碍，会产生瓣膜的反流。这些并发症的发生与心肌梗死的部位和大小有关。毫无疑问，这些并发症中的一些是致死性的，所以有患者会因为突发心脏病死亡。不过，幸运的是，大部分的心肌梗死患者都能逃过一劫。他们会被送进冠脉监护室，接受预防和治疗所有并发症的措施，外科医生再尽力疏通被堵住的冠状动脉，以减小心肌梗死的面积（如果你在发病后能在心肌完全死亡之前来医院治疗）。

突发心脏病比较常见，衡量对突发心脏病的治疗措施的质量，是否存活是一个客观并且合理的指标，所以英国政府才会把突发心脏病纳入那一小撮需要衡量的疾病之中。医院因此而根据突发心脏病的死亡率被进行了排名，同时因为要对公众透明，排名的结果要向公众展示：一张突发心脏病急救成功排名表就此诞生。我工作的医院帕普沃斯医院是绝对差的医院，突发心脏病的治疗死亡率在 40%，其他大部分的医院死亡率是 10%～15%。这是一个令人震惊的消息。等待心脏手术的患者在恐慌中向我们打听消息，医院管理层也认为我们摊上了一件真正的麻烦事。

我们开始思索这 40%死亡率是如何产生的。通常，在这份报告产生的时期，突发心脏病的患者会被送到综合性医院进行急救。这些医院配备了能够处理大部分紧急情况的事故与急救部门，和治疗突发心脏病的冠脉监护中心。而同时，我们医院却不是一个急救医院,我们也没有冠脉监护室。也就是说,我们其实是不接收治疗突发心脏病的患者的,他们需要去附近的其他两所综合性医院治疗。简单地搜索了我们医院的数据库之后,总算是知道了为什么会有这么高的死亡率。死亡率高并不是我们做得不好,而是因为我们治疗的为数不多的这类患者,都是从这两所医院或是我们这个地区其他综合性医院转院来的终末期的患者。

这些患者发生的心肌死亡的类型比较少见,是心室间隔的心肌发生了死亡。更少见的一部分患者会发生梗死部位的破裂,在室间隔上出现了一个缺损,血液在心脏和肺循环之间流动,而不是流向全身。这种情况叫作室间隔穿孔。一旦发生了穿孔,患者的情况就会变得非常糟糕,心功能衰竭、呼吸衰竭和肾功能衰竭就会很快出现。除非通过外科手术把穿孔补好,否则患者通常会发生死亡。当然,这个手术的风险极大,要在一个刚受到打击还没有完全恢复功能的患病的心脏上紧急手术,高死亡率也是不足怪的。这类手术的死亡率接近 50%,但是,至少它给了患者一次继续生存下去的机会,比什么都不做要好。我们医院周边的这些综合性医院冠脉监护中心的医生,一旦明确患者是室间隔穿孔,他们通常会把患者转院到我们医院进行急诊手术。

在制作这张急救排行榜的时候,选取的时间段内我们共收治了 5 位这样的室间隔穿孔的患者,他们也是我们医院收治的仅有的 5 位"突发心脏病"患者。其中 2 例发生了死亡,死亡率是 40%,这实际上是一个非常成功的预后。到最后,我们还要向我们的患者和他们的亲人进行解释,向他们保证在我们医院完全可以获得安全的治疗,对我们医生和患者来说,这样的"透明度"

代价巨大。

我们生活的年代讲究“透明度”。政治家和媒体孜孜不倦地追逐更多的所谓真相。但是显而易见的是，一旦他们自己被要求澄清某些事件的时候，通常是些见不得人的勾当，他们对追逐“透明度”的热情一下子就都不见了。不管他们的行为如何，我们这些提供公共服务的凡夫俗子现在都被要求公开我们工作的模式和工作的结果，医疗领域也不例外。如果医疗领域的工作者不能适应不断增加的公开数据的要求，那么这些专业会比其他领域受到更大的影响，原本这些专业还有一些有用的数据可以进行搜集研究。毕竟，要求一个从来都不搜集数据的专业公开数据实在是太困难了。因此，我自己的心脏外科的专业就发现了自身一个简单的目标，在“更透明”这把大枪的火线上。

在公众发泄了对于布里斯托尔皇家医院事件的愤怒之后，心脏外科医生发现自己处在了一个尴尬的地位，他们失去了公众对他们的信任。这次事件调查后的一个建议就是，推动医疗工作的透明和结果的公开，当时卫生部把这件事作为优先要做的事情。尽管有些不情愿，也多次在全国性的专业学术会议上有过争论，心脏外科的各位大佬们还是同意公开治疗结果，使治疗工作透明化，这项工作已经展开了。如果你登录 www.scts.org，打开“患者”和“英国心脏手术”的连接，你可以发现英国所有开展心脏手术的医院的临床数据网页，这些数据包括总的生存率和各类手术的生存率，大部分的数据都使用了 EuroSCORE 进行风险校准，或是与 EuroSCORE 进行更严格的比对，大部分的医院也提供各个带组医生的手术数据。如果你想知道，你也可以搜索到我的心脏手术的预后数据。就透明度而言，心脏外科已经比医学的其他领域取得了更多的成果，英国在这方面也比其他的国家要做得更多。

然而，这段旅程充满了陷阱。2005 年 1 月 1 日《信息自由法》在英国实施。在简单的条件下，法案要求公共机构利用公开资源获取的信息，必须在 20 天以内提供给提出需求的任何公众。在该法案正式实施之前几天，帕普沃斯医院的首席运营官收到了一封来自《卫报》的信，通知他，在《信息自由法》的框架下，报纸要刊登医院冠状动脉搭桥手术的死亡率，希望医院给予正式的官方答复。我们的 CEO 问我，我们应该怎么做，我的想法很明确：我们当然应该提供他们需要的信息。我们已经收集了数据，我们也为我们做到的结果感到骄傲，而且这是法律！我们没有理由不提供数据。我和英国其他医院的心脏外科医生联系后发现，他们医院的 CEO 也收到了《卫报》的信，有些管理者被这突如其来的要求搞得有点烦躁不安。

《卫报》并没有要求医院提供手术患者的风险系数，我们猜测，报纸计划发布一张无关手术风险的冠状动脉搭桥术（CABG）手术排行榜。如果报纸的目的是告知公众，那么这张排行榜上所列的数字会对公众产生误导。就像我们已经看到的，如果 X 医院的搭桥手术死亡率是 2%，而 Y 医院只有 1%，那么这种差异的产生可能有三个原因。

原因 1：这种差异是因为偶然的因素。

原因 2：这种差异是因为选取的患者样本不同（X 医院的搭桥患者有比较多的高风险患者，而 Y 医院的患者主要是低风险的患者）。

原因 3：的的确确是 Y 医院临床工作做得好。

在我们得出 Y 医院确实比较好的结论前，我们需要知道样本的可信区间（也就是说，我们要区分这种区别是真实的还是因为取样的偶然性)。一旦证实这种差别是可信的,我们需要知道这两家医院患者的组成(如果这两家医院的患者组成类似,那么Y医院确实比X医院做得更好)。《卫报》并没有向我们询问患者的组成情况,我们觉得他们应该需要知道,所以我们主动联系了他们。两天以后,负责报道这条新闻的两位记者从伦敦来到了剑桥,他们希望能从医院获得更多的信息。我向他们解释了有关统计的可信区间以及相关风险因素,类似EuroSCORE风险模型的使用,以及在报道时必须把这些相关数据一起报道的重要性。这两位记者把这些资料都搬到了他们的车上。

报道发表在2005年3月15日周三的头版头条,占据了整整2页,刊登了英国所有开展心脏搭桥手术的医院。有一些比较是粗略的,有些则进行了风险校准,大部分数据是按照医院和外科医生进行排列。数据被分成了风险调整和非风险调整两部分,按字母顺序排列,并且对结果、注意事项、统计分析和风险因素进行了理智的分析。报纸的报道秉承了真实和负责任的态度,没有为了吸引眼球而感情用事。

其他的报纸则没有这么做,同样的数据却出现了耸人听闻的报道。如果在一家医院出现了10例患者死亡,而另一家医院有30例死亡,报道的标题会是"在英国大量的患者出现不必要的死亡"。在《英国医学杂志》上,简·波洛尼克(Jan Poloniecki)医生注意到一些毫无意义的耸人听闻的标题,像是"英国一半的外科医生水平在平均线以下"。这当然绝对是对的。"平均"的意思不就是一半在上一半在下吗?如果不是这样,平均也就不是平均了。但是这样草率的耸人听闻的报道会使患者和公众获取错误的信息,使他们对原本完美的、有世界级水准的医疗服务的信心产生不必要的令人痛心的动摇。这不仅是媒体不光彩的部分，甚至有些专业人士也在传递这样错误的信息。

Dr Foster 是负责把医院的信息向公众发布的一个组织。它是一个专业组织，由医学和统计学的专家组成。在它运作的早期，想当然地把关注点放在了心脏手术上，因为心脏外科手术的数据比较容易获取，而且也比较容易能够进行分析和解释，因为预后(就是生存率)比较客观而且能够得到数据。开始的时候，Dr Foster 依赖医院统计系统(Hospital Episode Statistics, HES)给予的信息来收集数据。HES 系统在患者出院的时候，给予患者一个代码。这个代码包含了患者住院期间接受的治疗的相关信息。Dr Foster 从得到的数据中挑选出仅仅接受 CABG 手术的患者，然后计算出死亡率进行报道。直到现在，我还清楚地记得我和我的心脏外科的同仁们那年 8 月坐在伦敦皇家外科学院大厅里，聆听 Dr Foster 那些杰出的官员们向我们解释他们拥有的数据，以及这些数据是如何获得并如何被分析的，还有就是他们打算把这些数据都公布于众，以便民众可以从透明度中获取利益。

HES 系统的数据是出了名的不准确。给患者编码的是底薪的职员，他们中的一些人缺乏对病史理解的训练，而且病史记录常常也是不完整的。所以我对于 Dr Foster 官员准备告诉我们的数据持保守态度，但我还是本着开放接纳的思想去听了。发言人说，他们本着非常严谨的态度收集数据，并且可以肯定只有单纯搭桥的患者被纳入分析。他向听众保证，他们的组织一丝不苟地把搭桥加“其他一些治疗”的患者都甄别出来了，并且已经很痛苦地把这些患者的数据从分析中剔除了。“其他一些治疗”到底是什么？我们原本以为 Dr Foster 剔除的患者是搭桥加心脏瓣膜置换或是搭桥加主动脉置换，或者类似的搭桥加其他心脏手术。发言人继续向我们保证,所有搭桥加膝关节以下截肢的患者已经绝对地被剔除分析。

什么?不好意思,剔除分析的是做了搭桥加膝关节以下截肢手术的患者吗?

这种手术组合还真是不常见。心脏外科最常见的孤立手术是搭桥手术。最常见的联合手术是搭桥加主动脉瓣的置换手术。当然,还有很多其他的联合手术方式,但是一个患者走进医院,几天以后蹒跚着少了一条腿心脏上还搭了桥的身躯出院的现象还是凤毛麟角的。看看这个被排除统计的条件,我真不知道他们到底在做什么?从这一刻开始,我就不再关注台上口吐莲花式的讲演了,我很好奇地想找出为什么一个患者要到医院进行搭桥手术合并截肢手术的原因。但是想破了头,我也没能找到一个合理的临床诊断,来解释为什么进行搭桥手术需要合并截肢手术。后来我想起来,Dr Foster 用的是 HES 提供的数据。这些数据记录的是患者在医院接受治疗的代码,而不是患者去医院的原本的原因。曙光来临。

影响了 Dr Foster 统计数据的因素是一个了不起的发明,被称为主动脉内球囊反搏(intra-aortic balloon pump, IABP)。这个聪明的装置是为数不多的可以被称为生命支持系统的医疗设备之一。它就是用一个泵来帮助有疾病的心脏,尤其对心脏因为冠状动脉狭窄引起的心肌缺血缺氧有帮助。在一些监护室,IABP 可以在床边被置入患者体内,10～20 分钟就可以开始工作。医生先在患者的股动脉穿刺,通过穿刺针置入引导的导丝,使导丝到达沿脊柱走向的降主动脉,直到胸腔内降主动脉的起始部。在引导导丝的帮助下,医生通过股动脉在降主动脉内置入一根特殊设计的气囊,这个气囊在充气的时候像一根长的香肠，这根气囊的顶端距离心脏大约20厘米。这气囊和主机相连，主机能够通过心电的监测读取患者心脏的每一次跳动。IABP工作的时候，心脏舒张时主泵迅速地向气囊内充入惰性气体氦气，使气囊充盈，而当心脏收缩时则快速地把气囊内的气体抽出，使气囊变瘪，也就是说，主机是根据心脏的舒张和收缩活动来工作，只是节律正好相反。这种工作模式提供了两个巨大的好处：首先是，当心脏准备收缩时放掉气囊内的气体可以降低主动脉内的压力，这减少了心脏做功（把血泵入一个低压系统比泵入一个高压系统要容易）。第二个好处是，当心脏舒张的时候气囊充气提高血压，促使血液进入冠状动脉，增加缺氧心肌的血液供应。IABP比任何药物都更快、更好、更有效地缓解心功能衰竭，心绞痛发作严重的患者有心肌梗死的风险，应用IABP以后可以立即缓解心绞痛症状，避免心肌梗死的发生。目前为止，最令人满意的临床治疗手段之一，就是为一个清醒的患者置入IABP。在泵开始工作以后，患者会微笑着感谢医生缓解了他的心绞痛症状。

IABP真是上天赐给心脏外科医生的礼物，尤其是对那些为危重患者做CABG手术的外科医生而言。如果手术结束时心脏跳得不好，置入IABP可以为患者赢得恢复的时间，让心脏获得暂时的休息，使心功能在手术以后的几天慢慢恢复。当然，使用IABP也不是没有弊端的，天下可没有免费的午餐。IABP有一系列的并发症，其中有一个并发症与球囊的置入有关，也就是说有一个并发症与腿上的股动脉有关。如果股动脉在置管的过程中被损伤，或者出现出血、血栓形成，或者股动脉管腔小，不匹配球囊的大尺寸，那么这条腿就麻烦了。极少会出现无法治疗腿的并发症的情况，不得已采取膝盖以下截肢。

这就是为什么 Dr Foster 会得到 CABG 和膝盖以下截肢这种奇怪的手术组合了。这只是标准的 CABG 手术，只不过患者术后心脏恢复不良，运用了 IABP，出现了并发症，然后倒霉地丢了一条腿。Dr Foster 认为这不是单纯的 CABG 手术，是理所应当应该被剔除统计数据的病例。然而，这样的病例恰恰是绝对应该被归纳入任何一个用来观察 CABG 手术效果的统计研究，因为这样的病例是典型的在手术过程中存在问题的病例。只不过 Dr Foster 的那些高智商的官员不知道这些。

这个小插曲以后，Dr Foster 明显地改进了他们统计分析数据的理解力，我认为现在他们的报告再也不会犯像以上这样愚蠢的错误了。然而，这个例子也提醒我们，如果不能明智地分析从这些数据中派生出来的统计数据，我们也会得到错误的报告。

心脏外科医生和他们的患者现在已经习惯公开报道临床治疗的预后，但是其他临床治疗领域还没有。他们不得不加快习惯的步伐了，2013 年 6 月 28 日，NHS 开始发布非心脏手术的手术预后。血管外科首当其冲，这是前所未有的创举，其他的外科会紧跟其后。但是，许多非心脏外科的外科还没有完善的风险评估模型，他们的数据比心脏外科的数据更容易被误读和误解。当然，透明度是个好东西，根据预后的结果得到的排名可以使公众了解临床治疗的结果，对个人和他的或她的家庭来说，可以做一个明白的决定，但是对于数据的误读会存在许许多多的风险。

我已经在前文叙述过没有经过统计分析的数据是没有任何意义的，也举过例子来说明进行比较的对象如果选择不当会产生对数据的误读，甚至会在公众中产生恐慌。我也举过例子来说明一个不怎么样的外科医生如何在排名表上排在一位好的外科医生之前的，也列举了一些例子来说明，如果一些重要的数据没有在统计分析中被应用，会导致产生的排名是错误的结果。最后，我希望让各位相信，医生和患者一样会被不负责任和耸人听闻的报道伤害，这些报道是出自那些热衷于吸引公众眼球和利益的媒体之手，他们更关心这些而不是真相。

但不幸的是，这还不是这些报道导致的最终后果。

对一个患者来说，最大的风险是，由于这张排名表，外科医生开始回避高风险的手术，这实际上真是一个坏消息，尤其当你成为这样一个高风险的患者时。

冠状动脉搭桥术(CABG)也许是医学史上被研究、探索、审查和报道最多的干预治疗手段。和其他治疗相比，我们对于 CABG 手术的了解要多得多。我们了解哪些患者会从症状的缓解中获益，哪些患者由于施行了 CABG 手术而延长寿命，哪些患者如果不做 CABG 手术会发生死亡。我们了解每一个做 CABG 手术患者的手术风险，我们也知道不做手术的风险，我们可以对这两者进行比较。我们还对 CABG 手术可以发挥多长时间的作用了解得非常透彻，我们知道你搭的 3 根桥在你因为某些原因出现死亡时，如被公共汽车碾压而亡时，还有哪根桥是通畅地在发挥作用的。

我们知道心功能差的患者比心功能好的患者，做 CABG 手术更容易出现死亡，但是，他们也更积极地想通过手术来改善症状。原因很简单：如果对于心功能差来说 CABG 手术存在风险，那么不做手术则结果要糟糕得多。这种情况经常被称为心脏外科的悖论，也就是说手术风险越大，手术获益越多。

这种奇怪的理论不仅在 CABG 手术中被验证，在心脏外科的其他许多手术中也在被证实。听上去是悖论，实际很容易就能理解为什么这是事实。总体上说，在心脏外科领域，简单的手术通常是低风险的，需要做复杂的、高风险手术的患者通常的自身条件也是复杂的、严重的，如果不进行治疗，严重的病情会导致患者的死亡。回想一下前面提到的极端情况：心肌梗死后室间隔穿孔。不进行手术治疗，死亡率几乎是100%，而手术治疗的死亡率是40%～50%。如果你是患者，你会如何选择呢？这是明摆着的事。

但是问题来了。让我们想象一下一位典型的心脏外科医生他会怎么做。他现在被要求公开透明他的治疗结果，通过网络所有的公众都可以知道。周末他被叫到医院来看一位心功能极差的80岁老太太。患者刚刚发过一次心肌梗死，并且不得不用IABP来缓解她严重的心绞痛症状。我们的心脏外科医生看了老太太的检查结果，心里就明白了，患者有严重的冠心病，而且是如果不做搭桥手术就会死的那种。他还知道，因为抽烟和长时间的气管炎的病史，老人家的肺不太好，而且化验的结果提示她的肾脏功能也不太好。更为糟糕的是，尽管患者卧床休息，尽管使用了扩血管的药物和IABP辅助，患者仍然有胸痛症状，这表示患者可能会再发生一次心肌梗死，而这会要了她的命，如果我们的外科医生想要为患者做些什么的话，他唯一可以做的就是急诊手术。

作为一位受过医学教育的谨慎的外科医生，他使用EuroSCORE Ⅱ风险模型计算了手术风险，老太太手术死亡率是38%。如果不做手术，患者是没有出路的。她很快会因为再一次发生心肌梗死而死亡，或者在拔除IABP以后迅速死亡。

我们的这位外科医生自我感觉不错，因为这一年他的表现良好。现在是3月27日，离英国这一年的财政结算日还有4天，在这个财政周期中他一共做了72例CABG手术，没有1例死亡。他这一年的统计数据在年终的排名表上会有很好的表现。

如果他为这位老太太做了手术，而且不幸患者出现了死亡，那么我们的这位心脏外科医生的手术死亡率会从0升到1.4%，接近全国的平均水平。现在他进退两难。手术可能对患者有益，但结果也许会不利于我们的外科医生，会影响他的统计数据，影响他个人今后的手术，影响他对自己强大的自信心。

排名真的会影响外科医生收治高风险的患者吗？我最近在英国的心脏外科医生中做了调查，希望能发现答案。我向他们询问两个简单的问题。问题和他们的回答如下：

一个高风险的手术也许会对患者有益。尽管如此，心脏外科医生仍然决定不为这位患者进行手术，并建议继续进行药物治疗。这样做的原因部分或者全部都是因为担心手术的结果会影响外科医生的年度统计数据。你曾经这么干过吗？

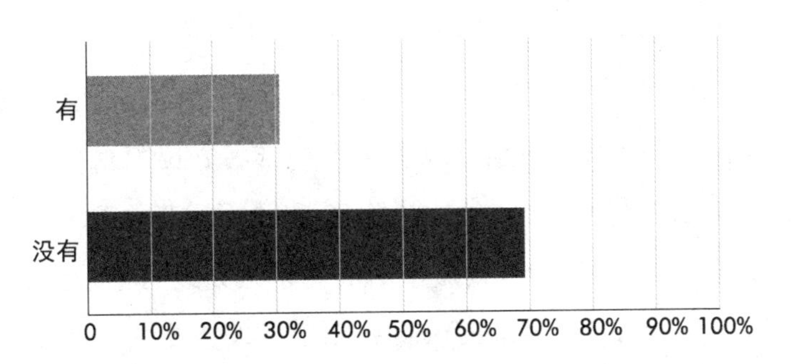

你知道其他外科医生这么干过吗？

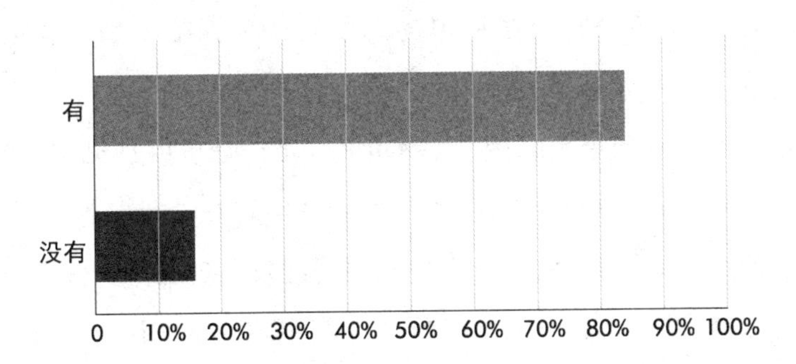

有115位医生对我调查的问题给予了答复,35位(不到1/3)承认曾经拒绝为可以从中获益的高风险患者进行手术,就是因为考虑到了自己的统计数据,而大部分的人(84%)都说他们看见过其他的外科医生干过这样的事情。

这次调查结果毫无疑问地揭示了,外科医生在做临床治疗的决定时,确确实实是受到数据透明化的影响。大部分回应我调查的外科医生都说他们看见过自己的同事干过这样的事,大概有1/3勇气可嘉的医生承认自己做过这样的事情。原本应该被放在第一位的患者的利益,现在不得不排在排名之后。

如果你把自己当成一位健康经济学家,你就会提出,国家的医疗系统就不应该向公众提供高风险的手术。这样的手术很贵,而我们的医疗资源又是有限的,高风险确使手术获益减少,有一部分人也同意这样的观点,但是,当我们这样想的时候,我们忘记了两个重要的考虑。首先,医生首要考虑的是患者的利益(而不是医疗系统的预算或者自己的排名表位置)。其次,不要忘记心脏外科的悖论:手术风险越大,手术后获益越多。对于许多患者来说,拒绝为他们做手术的后果是如此的令人沮丧,以至于对于医生来说,手术的风险是完全可以接受的。然而不幸的是,拒绝为患者手术和类似的规避风险的行为还经常发生。所以,我们应该秉持小心谨慎的态度对待根据临床预后制定的排名表。有时候,公开透明的代价是令人无法接受的。我们这位年迈的患者如果不能接受手术治疗,死亡是可以预见的,最终她只会变成一个统计数字,而且是不会出现在心外科医生排名表上的一个统计数字,没有人会知道曾经发生过这样一件事情。

数据透明公开已经既成事实,我们没有办法让时光倒流。我们可以通过精确统计数据、进行风险调整和进行合理的统计分析来修正直接公开治疗预后数据产生的误读，但是无论我们怎么做，我们都无法摆脱一个事实：对于一位外科医生来说，最简单有效地降低死亡率的方法，就是对高风险的患者说“不”，做这件事的好处是如此诱人，以至于许多外科医生都屈服于它。不过我们仍然可以做两件事情。第一件事就是，我们可以建立一个机构，允许外科医生对高风险的患者进行手术，无论手术的预后如何都不影响他们的职业生涯，就好像是地下审判团（Star Chamber）。

当我们为高风险患者进行手术时，以下的情况才是真实可信的。首先，心脏外科悖论的意思就是，只要患者活着，他或是她就能从手术中获益，如果他们不做手术，那么他们的前景相当黯淡。其次，手术后患者如果存活，外科医生会得到荣耀和自我的满足感，但是如果出现手术死亡，医生不仅在生理和心理上会遭受痛苦，也会对自己的专业水平产生质疑。就算对于一位仅有人性小火花的外科医生而言，也没有什么事情比因为手术而死亡一位患者来得令人沮丧。我知道那种感受，我还对我的朋友和同事唠叨了很长一段时间。我们每个外科医生处理这种状况的方法不同，但有一样是相同的，那种压倒一切的绝望、孤寂的感觉。毕竟，你心理素质再好，心底还是有道坎。再者，在外科医生中，为高风险患者做手术的总是那么些人，这些人也不得不在患者出现死亡的时候承受打击。这些都是问题，但是这些问题也可以变成机会。

对于帕普沃斯医院来说，它就是最终接收那些高风险患者的医院之一。国家统计资料显示，我们医院的患者是全国医院患者中年龄最大、心功能最差的病患，这些统计数据是有统计学显著性的。即使和处在第二位的医院相比，这些数据仍然有统计学显著性。换句话说，我们医院患者的手术风险值在统计数据图上就是一个离群值。

当透明的文化和排名表在心脏外科开始流行，我们的外科医生就开始经历对收治高风险患者的不易之路，这种焦虑主要存在于到底是否要收治高风险的患者。我们有两种选择。

如果我们觉得我们的治疗对患者有帮助，不考虑风险因素，所有来求助的患者都要收治入院，但是这样会让我们有些外科医生在排名表上表现很难看，会使我们医院不被公众认同。甚至在帕普沃斯医院内部，也只是有些治疗组收治高风险患者，因为对这些患者进行手术治疗需要经验、特殊的手术技能、一颗渴望为患者做到最好的心和对自己极度的自信，而结果会使这类外科医生比大多数人遭到更严重的排斥。

另一种选择就是我们开始拒绝手术治疗高风险的患者，就像其他一些医生和医院那样。但是如果这样做了，那就意味着我们拒绝了给予患者可能仅有的一次可以继续生存的机会，失去我们医院得来不易的“一切皆有可能”的荣誉，更为重要的是，还会严重削弱我们的临床专业素养。

我们想出了建立一个“地下审判团”(Star Chamber)的概念，但我们并不这么叫它。事实上，这个部门有个乏味的官方称呼叫作“外科委员会”，不过在我向罗森加登(Rosengard)医生介绍这个部门的时候，这位在帕普沃斯医院短暂工作的美国外科医生直呼，“哇塞，你是说像一个‘地下审判团’一样?”，真没想到这个非官方的称呼传得这么快。

最初的“地下审判团”是15世纪到17世纪建立在威斯敏斯特皇宫的英国法庭。最初建立这个法庭是为了加强法律对有权有势有钱阶层逃避法律制裁的审判。“地下审判团”的行事方式是秘密的,审判没有起诉,没有目击证人,没有陪审团,也没有上诉的权利,审判的公正性由法官看着合适决定。这个审判团最终沦落为一个肮脏的政治武器,被君主制滥用。这个历史激发了好莱坞的灵感,在 1983 年上映了一部同名电影《地下审判团》(The Star Chamber),故事发生在现代。在这部电影中,一位理想主义的治安法官发现了主持正义的方法,惩罚那些明明有罪,但是借助法律漏洞逃脱惩罚的犯罪分子。在电影中,地下审判团派遣一位雇佣杀手去执行对审判有罪者的死刑。

当然,我们的地下审判团不做这样的事,它的目标不是去杀人,而是为那些可能被看重排名的外科医生拒绝的患者提供一个手术的机会。我们的外科委员会工作方式很简单:任何外科医生有勇气为高风险的患者进行手术,都可以要求外科委员会开会讨论。这类患者包括被其他医院拒绝手术的、EuroSCORE 评分很高(25%或以上)、或是任何外科医生觉得手术有难度是高风险挑战的。委员会会议由所有的带组医生参加,还需要至少 4 位外科医生参加,以达到法定人数。在讨论会上,患者的病例会被进行详细的分析,最后做出三个决定:是否要为该患者进行手术;手术中可能遇到的问题;谁来做这个手术最合适。主刀医生必须包括两位带组的医生,这两位医生进行的手术代表的是整个团队,而整个团队为他们的手术预后担责任。

从表面看,这样的运行方式有许多的优势。首先,那些有望从手术中获益的患者有机会进行手术治疗。其次,针对手术方式患者可以获得最擅长这类手术的外科医生进行手术。再者,外科医生是代表整个团队进行手术,他们不需要担心手术预后会影响他们在排名表上的位置。最后，团队的力量总是比个人的力量要大，考虑的问题也更全面（所谓三个臭皮匠顶个诸葛亮），这也就意味着经过讨论的手术方案是一个更明智、更安全、更周密的手术计划。

到目前为止，外科委员会的工作算是合格成功。这种方式好的一面是，许多的患者已经经过委员会的评估，大半都得到了手术治疗，而且手术预后多数都是好的。但是另一方面，我相信不是所有合适的患者都从这种方法中获益，有一些可以手术的患者没有经过委员会讨论就被拒绝手术，有一些高风险的患者也没有经过委员会的讨论就被某个外科医生手术做掉了。有趣的是，从其他医院转来进行讨论的患者，手术预后比那些本院的经过外科委员会讨论的患者手术预后好，也就是帕普沃斯医院的外科医生真的被患者的高风险吓到了。

无论如何，地下审判团（外科委员会）仍然在帕普沃斯医院运行，为全国最严重心脏病的患者提供有价值的治疗。

解决规避风险行为的第二种方法是将质量监控的重点从公开透明转移到其他更强大、更无害的系统。

公开透明就是要让公众了解临床治疗预后。这并不意味着必须要以排名表的形式出现。如《卫报》报道了从全英国开展心脏手术的医院获得的临床数据，并且没有为这些数据进行排序。相反的，它是按照医院的首字母顺序进行报道，而且根据医院有没有采用风险评估系统进行了分类。其他的报纸和一些媒体可能就没有这么负责任了，编辑和写头条的作家可没有办法抵御刊登排名表带来的销量。

让我们假装你是一位需要在英国进行 CABG 手术的患者，你看到了如下的报道。

机 构	CABG 死亡率
St Elsewhere Hospital	0.9%
Holby General Infirmary	1.2%
The Shire University Hospital	1.5%
The Heart Clinic	1.9%
Ambridge Royal Hospital	2.3%

手 术 医 生	
Dr Green	1.8%
Dr Turquoise	2.1%
Dr Purple	2.4%
Dr Brown	2.7%

你有多大的可能性选择安布里奇皇家医院？你又有多大的可能性选择 Brown 医生？也许你根本不会选择这家医院和 Brown 医生。尽管从统计学上来说，安布里奇皇家医院和 Brown 医生同其他医院和其他外科医生一模一样。他们可能手术治疗风险更高的病患，如果考虑到他们患者的风险系数，他们的手术预后实际是英国最好的。尽管如此，我猜测大部分的患者在看到这张排名表后宁愿多跑几公里到其他医院进行治疗。

让我们再为这篇可能误读的报道加点小料：报纸在刊登这张排名表时不是作为信息发布和对公众公开透明，而是当成一个令人震惊的恐怖故事来发表，所以在头版的地方故意刊登了一张 Brown 医生不怎么友好的照片，同时配上了他在多尔切斯特郊区的豪宅，旁边标上豪宅的价格，还有一张挂着个性车牌的保时捷汽车的图片，标题就叫作“这就是英国最差的医生吗？”

临床预后排名榜不仅存在误导大众的风险，它还会使排名垫底的倒霉的外科医生和医院再也不能做心脏手术，如果一份报道要像上面说的那样，这会毁了一个外科医生的职业生涯。如果这种事情真的发生了，排名榜上就会少一位外科医生。好了，现在 Brown 医生再也不会出现在排名榜上了，倒霉的 Purple 医生就成了众矢之的，他从倒数第二变成了“全英国最差的外科医生”，周而复始。最终，只剩下一位心脏外科医生为全国的心脏病患者服务了。这显然是很荒谬的事情。对于患者和家属来说，重要的不是找到最好的医院里的最好的医生来做手术，而是要知道当地医院和外科医生是否可以提供高标准的手术治疗。总之，患者需要得到的一个绝对的保证就是，为他或她做手术的外科医生和医院是能保证手术质量的。因此，我们需要的是建立一个质量控制体系。

质量控制的原则很简单。医院应该有一个部门来保证以下的事情。

- 医院要知道做了什么（手术的数量和种类）
- 医院要知道这些手术应该有什么样的临床预后（只要运用一个风险评估模型就可以做到）
- 医院要知道这些手术真实的临床预后
- 医院对手术的真实临床预后满意（对比根据风险评估模型的结果和真实预后的结果）
- 医院有一个明确、完善的计划可以在发现实际的临床预后比预期的预后要差时立即实施

以上这五个要求并不是什么高深的科学。在所有可以做手术的医院都可以轻松做到，只需要一些数据收集和文字处理。事实上，我认为如果没有手术的质量控制，一个外科医生就不应该做心脏手术，或是其他任何手术。

欧洲心胸外科学会、欧洲胸外科学会和欧洲心血管外科学会是欧洲心脏、肺和血管外科领域最大的三个专业学会。大约10年前，这三个学会取得共识，建立了一个组织叫作ECTSIA，欧洲心血管外科和胸外科质量控制学会，这个学会向质量控制过关的医院颁发官方的证书，以证明这些医院在这三个专业领域的手术质量能够达到预期的临床预后。到目前为止，整个欧洲申请并成功获得该证书的医院总共有……三家！

也许有许多医院都达到了质量控制的标准，但都没有申请正式的官方认证。也许这个倡议没有被广泛宣传，许多医院都不知道有质量控制认证，但是不太可能是这个原因：我碰巧知道，当这个质量认证的计划刚刚宣布的时候，欧洲有不下于500家医院都表示了对该计划的兴趣。500和3相比还真是巨大的落差啊！难道是因为医院里像这样一个简单的部门还没有建设得够好才会导致医院不能正式申请质量认证吗？

建立一个质量控制的系统的确没有公开出版临床预后来的兴趣盎然，也不能吸引媒体的目光，但是它可以保证医院能够运用质量控制来监控临床治疗，它可以保证所有患者都可以得到标准的临床治疗。用美国人的话说，我们为什么不这么干呢？

8

奇怪的影响力

世界上最古老的职业是什么？就像我们知道的，庸俗的答案，卖淫。在女人走上大街前，甚至在这个世界上出现女人前的很长时间里，我们回到旧约的开始世界中，主说"……从男人身上拿走一根肋骨，然后把肉再缝起来"(创世记 2：21－24)。这就是人所共知的夏娃是用亚当的肋骨创造的。尽管这样，对于我们心胸外科医生来说，肋骨切除术就是肋骨切除术，这是我们专业中一个简单的常见的标准化手术。从这个意义上说，这个世界上最古老的职业事实上是心胸外科医生，它的第一个从业者就是我们亲爱的主本人。

我过去喜欢在医生的聚会上说这个蹩脚的笑话，直到有一天被一位麻醉医生撮了蹩脚，他兴致勃勃地告诉我，创世记里的原文是这样的(注意下划线部分)：

> 所以，主让亚当陷入沉睡，当他睡着了以后，主从他身上抽走了一根肋骨，再把肉缝起来。然后主用这根肋骨创造了一个女人，并且把这个女人送到亚当面前。

也就是说，这个世界上最古老的职业不是心胸外科医生，而是心胸麻醉医生。

外科医生和麻醉医生之间相爱相杀。他们工作在一起，彼此之间只隔着一道手术铺巾。铺巾的一边是麻醉医生，有呼吸机、监护仪、麻醉药以及强大的麻醉技术。在铺巾的另一边是无菌术野、开放的切口、血、锐利的手术器械和外科医生。这道铺巾被一些麻醉医生戏谑地称为“血脑屏障”。* 他们麻醉医生是脑子（睿智、理性、周到），我们外科医生是血液（血淋淋、鲁莽、乐观）。

在许多外科医生眼里，麻醉医生是懒惰的、对填字游戏和咖啡、茶痴迷的瘾君子，他们想方设法少干活，习惯不停地看钟，他们在一台生死攸关的手术前唯一感兴趣的是“这台手术什么时候可以结束，我好回家？”可以想见，在血脑屏障另一边的麻醉医生是如何看待外科医生的：他们就是一群嗜血、傲慢、好斗、极度自负的牛仔，四肢发达，头脑简单。这些画面虽然有些极端，不过所谓无风不起浪，这画面还是有对的地方。

麻醉医生可以嘲笑外科医生。在乔纳森·麦凯（Jonathan Mackay）和约瑟夫·阿罗史密斯（Joseph Arrowsmith）编写的第二版《心脏麻醉》系列教科书中，有一个附录，是一张首字母表，是外科手术的字母表，对麦凯和阿罗史密斯来说，表述如下。

Accuse（控告）、Blame（指责）、Criticise（批评）、Deny（否定）……

除此之外还另外有一张编辑的名字列表（都是麻醉医生），是这样表述的。

Alpha（开始）、Bravo（喝彩）、Charlie（笨蛋）、Delta（德尔塔）、

---

* 血脑屏障是真实存在于人体的一道屏障：由复杂的细胞和分子构成，保护脑组织，阻止血液循环中的药物和其他不良物质进入脑组织，与手术铺巾没有半毛的关系。

Echo(回声)、Foxtrot(狐步舞)……

还有一个有名的、经常被麻醉医生用来讽刺外科医生的是，外科医生只有两种：倒霉蛋和手脚慢的倒霉蛋。第三个著名的讽刺外科医生的是关于麻醉的定义：麻醉就是半醒着的人看着半睡着的人被愚笨至极的人几乎谋杀。

还有很多有关麻醉医生攻击外科医生的例子，但是，很明显，这种攻击是相互的。如果我们外科医生在讽刺我们爱戴的麻醉科同事时还没有达到他们那么高的刻薄的水准的话，我们也一定在尽力尝试。

你很容易从手术室工作人员拖鞋上溅到的东西来判断他在手术室里干什么：心脏外科医生的鞋上有血。泌尿外科医生的鞋上有尿。肝脏外科医生的鞋上有胆汁，结肠外科医生的鞋上当然有屎。那你怎么来识别一个麻醉医生呢？简单，在他们的鞋上有咖啡。

心脏外科医生最喜欢的一句感慨：心脏手术是团队共同努力(直到患者死亡，这就是外科医生的责任了)。

如果仅仅是强调外科医生多么的愤怒、无奈，上面这句话已经充分表达出来了，外科医生不得不接受一个现实，当患者预后不好的时候，只有也只有他们自己独自承担责任，尽管整个治疗过程是整个团队工作的结果。大部分的公众并不知道，一台心脏手术，比如 CABG 手术，手术室里平均有 9 个人在同时工作，他们是：

在外科方面：

- 主刀医生(做手术)
- 第一助手(协助主刀医生)
- 第二助手(取静脉)

● 器械护士(管理手术器械,协助台上所有的外科医生)

以上这些人员需要洗手、穿无菌衣、戴无菌手套。其他相关人员不需要洗手(就是那些在"血脑屏障"外的人员),他们是:

● 巡回护士(护士或是实习医生,负责给器械护士需要的无菌物品,处理各种情况,调整使用的机器)
● 麻醉医生(负责让患者睡着并且在手术中一直睡,镇痛,维持生命体征平稳,负责给药)
● 麻醉助手(低年资的麻醉医生或另一个巡回护士)
● 体外循环灌注师(负责手术期间体外循环机的操作)
● 体外循环灌注师助手

总的来说,至少有9个人组成一个团队为患者提供一个有效、安全的手术治疗,那么为什么如果患者死了就纯粹是外科医生的错呢?

几年以前,在英国心胸外科年会上有一篇重要的报告是有关手术预后的。这份报告阐述了这一年心脏手术的数量和这些手术的预后,以及这些手术在这个国家开心脏的医院的分布情况。在这个报告陈述的时候,像往年一样,报告大厅里挤满了来自全国各地的外科医生。而这一年特别的是,手术预后被公开报道,而且手术预后的旁边列上了做手术的外科医生的名字。不用说,并不是每一个在报告厅里的外科医生都对此激动不已的。一位恼火的心脏外科医生站了起来要求发表意见,他认为,如果一位患者的心脏手术预后是死亡,心脏外科医生仅仅是一位"无辜的旁观者",换句话说,患者的死亡是团队每一个人的责任。

许多人嘲笑这个有点极端的观点,但现实是我们在两个极端之间。一个极端是现在正逐渐流行的，外科医生需要为手术预后全权负责，另一个极端由少数外科医生代表，认为不良的预后不是外科医生一个人的责任，团队的每一个人都有责任。事实是真相既不在一端也不在另一端，而是在中间。这勾起了我万千思绪。首先，我觉得我这个想法有点恶毒，就是我很好奇，那个声称患者手术死亡与自己无关的外科医生，是否在成功完成1例高难度手术后还会声称手术的成功也与他无关。就我所了解的外科医生，我认为“可能不会”。

其次，我又有了一个有点建设性的想法。我们都知道，不同的外科医生处理同一个患者时，预后是不同的，那么手术团队的其他成员是否也会对手术预后产生影响？也许我们应该调查一下来发现真相。那么我们首先来调查团队成员的哪一位呢？答案不言而喻呼之欲出，我们可以通过喇叭大声地喊出来：麻醉医生！舍其取谁呢？

我们观察了到2012年底在帕普沃斯医院做手术的18 000位患者，主刀医生有21位，主麻醉医生有29位。我们对比了这些患者的预期死亡率和实际死亡率，以期发现主刀医生和死亡率以及主麻醉师和死亡率是否有明显的关联[12]。我们的发现是如此不凡：不同的外科医生预后是不同的。谁做的麻醉与预后没有关系：麻醉医生对预后没有明显的影响。事实上，我们还进一步分析了这些与外科医生和麻醉医生有关的数据，了解他们对患者的生存率的影响。如果你在帕普沃斯医院开心脏手术，手术预后如何主要与以下几个因素有关：预后的97%由EuroSCORE预测模型决定，不到3%由哪个外科医生主刀决定，微不足道的0.01%由哪个让你睡过去的麻醉医生决定。换句话说，对你来说决定手术成功的最主要的因素是：你自己本身、你的主刀医生和你的危险因素。你的主治外科医生对你的手术预后有一点影响,你的麻醉医生对你的预后没有一点影响,所以就挑一个看着和蔼可亲的吧。

这份调查结果刊登在2014年的胸心血管麻醉杂志上,这篇文章有两个重要意义。首先,文章揭示了我们的麻醉科,无论麻醉医生是谁,整个麻醉科的工作都是安全的,因为麻醉科的临床工作严格遵循诊疗常规,根据指南工作。其他外科的麻醉不需要像心脏麻醉那样做,其他医院的麻醉医生也没有必要按照我们的麻醉方法进行麻醉,他们可以选择适合自己医院、适合自己习惯和认识的麻醉方法。这篇文章发表以后,刺激了其他类似的医院进行了类似的研究。如果其他医院的研究结果和我们的一样,不同的麻醉医生对手术结果没有影响,那就没有问题,但是,如果他们发现某一个麻醉医生的手术预后比其他麻醉医生都要好的话,那么就应该推广这位麻醉医生的麻醉技术,看看是否能够提高其他麻醉医生的手术预后。我的麻醉科同事安德鲁·克莱因(Andrew Klein)医生恰巧刚刚完成对英国一些医院的类似研究,他发现事实上确实有医院存在不同的麻醉医生对手术结果有不同的影响,其中一家医院的这种影响程度甚至达到了类似于帕普沃斯医院外科医生对手术预后的影响。这份研究还没有发表,一旦发表,将对这些医院的麻醉科的工作流程产生重要的影响。

第二个意义就比较私人了。我还是生平第一次给世界各地的优秀麻醉医生做报告,主要是为了告诉他们,我们的研究没有发现麻醉医生对手术预后的影响,也就是说,我们的研究合理地证实了一件事:麻醉医生不存在好坏。

你可能认为这种结论格调不高,但是至少在这场无止境的、不公平的对决中为外科医生赢得了一分。

其他影响手术预后的外在因素是什么？我们的质量控制手段又如何来发现这些因素呢？

阿瑟·黑利（Arthur Hailey）是一位英国裔的加拿大小说家，他写了一系列有职业背景的畅销小说。他最著名的小说有《大饭店》，被拍成了一部非常好看的电视连续剧；《航空港》，被拍成了好莱坞大片；《车轮》，让底特律的美国汽车工业展现在世人眼中；还有《最后的诊断》，故事发生在医院的病理科，是我的最爱。黑利先生一定花了不少的时间生活在他创作的小说里的职业环境下，从他小说里透露的非常专业的、细致的描写中就可以感受到。普通的读者可以不费吹灰之力就可以从故事中学到一大堆有关机场、饭店和病理科的纷繁难懂的知识。因为每一个故事都留下一个线索，而下一章又从上个故事留下的疑问开始，他的书真是让人爱不释手，尽管有批评家认为他的书缺乏自己特有的文学形式。

1971 年出版的《车轮》中，黑利先生描述了一个在汽车交易中人尽皆知的事实，那就是：不要买周一和周五生产的车。原因很明显也很直接：周一，工人们都不太乐意上班，而周五又都没有心思上班，所以这两天工人的工作质量是要打折扣的。我不知道是不是有独立的调查研究来证实或否定这种观点，但是因为我对研究手术质量有着偏执的热情，我忍不住会猜测外科医生是不是也会受到某些类似因素的影响。我没有把目光放在周一或周五这样的影响因素上，因为大多数外科医生热爱自己的工作，他们饱受连累的家庭可以充分证实这一点，因为要让这些外科医生从该死的医院回家是多么困难的一件事。我所要想知道的是：长时间休息对外科医生做手术的影响，如休假或长时间工作后休假前一天的手术质量。

我们可以这么认为，手术技巧是需要不断的练习才能保持质量，休假可能会使手术技能生疏，所以销假后第一天的手术会受影响。我们也可以想象，休假前一天的工作是长时间没有休息连续工作的最后一天，外科医生可能累了，甚至是有厌恶工作的情绪，他们急需休息来调整心态，这种状态下外科医生的手术表现也不会最好。你可以想到，这两种状况同样是不会令人愉快的。对我们来说，很容易获得风险调整后的手术预后的结果，想知道答案并不太难[15]。

我们研究了帕普沃斯医院 4 年时间里做心脏手术的 7 873 位患者，并把他们分成 3 组。第一组患者是外科医生去休假前一天做的手术。第 2 组是外科医生销假后第一天做的手术。第 3 组（大部分患者）是对照组：剩下的所有患者。我们校准了 3 组的风险因素，使 3 组的患者有可比性，然后比较这 3 组的手术死亡率。研究结果着实让人出乎意料。

我们的第一个发现就是，这 3 组患者高度的一致性，我们的外科医生很明显不挑患者，不论他们是准备去度假还是度假回来，只要患者来医院寻求治疗，我们的外科医生就给他们做手术。

第二个发现是，这 3 组患者整体的平均死亡率是 4%。在 10 年以前，这个死亡率在当时是个不错的结果。对照组的死亡率与平均死亡率相似，但是外科医生度假前手术患者的死亡率接近度假后第一天手术患者死亡率的两倍。虽然这个差异没有达到统计学显著性*，但是有很明显的趋势说服力。

这项研究无可辩驳地证实了休假并不会使外科医生的手术

---

* p 值是 0.053。只有当 p 值小于 0.05 才具有统计学上的差异。

技术生疏。相反的，外科医生去度假似乎是个保护机制，而准备去度假前的最后一个工作日，外科医生则可能对当天的手术患者有损害。

这是为什么呢？也许原因有很多，但是我有一个有关人格类型的理论稍后来解释。我只是想说，那些准备去度假的外科医生们，最好在他们度假前的最后一个工作日老实地待在自己的办公桌后面，只有在那里他们才不会对手术患者造成伤害。

我们的新工具可以解决的另外一个问题就是，如果患者死在了手术台上，主刀医生是否应该停止手术。如果一位患者在内科治疗时出现了死亡，通常患者本人需要承担死亡的主要原因，内科医生很官方的解释是：我很遗憾，但是患者对我们给予的治疗没有反应。言下之意就是，我能想到的治疗我都给了，其他人的症状都可以改善，因为你本身的原因对这些治疗反应不佳，出现死亡不能怪别人，要怪就怪你自己。当然，内科治疗失败的原因很多，有时治疗的措施是正确的但结果也可能不好，有时因为给予了错误的治疗方法，有时是找不到好的治疗方法。无论是什么原因导致了治疗中的患者死亡，都不会有人认为提供治疗方案的内科医生需要为此负责。

但是在外科，情况又有不同了。当一个患者因为要抢救生命而紧急手术时，外科医生被待以同内科医生一样的仁慈和宽容的态度，如果患者没有得到好的治疗结果，原因可能是患者的情况太严重。然而，大部分的手术不是急诊手术而是择期手术：术前都有严谨的计划，手术的目的是改善患者的症状，提高患者的预后。这部分的患者都是为此而自愿走进医院来寻求帮助的。如果几天以后，手术做完了，患者是被装在木盒子里抬出医院的，任谁都不免要怀疑患者的死亡与外科医生脱不了干系。

如果除了患者和外科医生之外的其他旁观者，不能把预后和手术分开，把手术和外科医生区分开，这会影响到外科医生自己对这些问题的认知。我做主刀医生有25年了，还从来没有看到过一个外科医生能对患者的死亡从容面对的。他们对此的反应各不相同，这通常是他们各自不同人格类型的表现。

我最好的学生之一安德鲁·德雷恩（Andrew Drain）是个聪明、温柔、善良的爱尔兰有为青年。在完成专科培训前他很不幸因为致命的白血病过世了。他生前对外科医生的心理变化很感兴趣，我们曾经尝试将外科医生出现手术死亡后的反应进行分类。

我们认为将外科医生经历这些不好事件时的心理反应分为两大类是比较客观的。第一类是自我鞭策类型：这类外科医生会回顾整个治疗过程，仔细回想治疗过程中的每一个细节，不停地问自己如果在某个重要环节换另外一种治疗方法结果是否可能不同，对自己给予患者的治疗全面的否定。经过一段时间强烈的自我厌恶、悲伤和痛苦后，这类外科医生就给这件事画上了句号，第二天重返工作岗位，带着一点内疚，更小心谨慎。第二种类型的外科医生也会回顾整个治疗过程，仔细回想治疗过程中的每一个细节，不停问自己如果在某个重要环节换另外一种治疗方法结果是否可能不同，直到他发现别人在治疗过程中出现的小错误或是小纰漏。然后他绝对会认为患者之所以出现手术死亡一定是别人的错，顿时又变回了原先那个自信、开朗的外科医生，重返工作岗位就像什么都没有发生。我说的这些毫不夸张，我还记得曾经有一位高年资的外科医生在周日的晚上冲到医院，因为他的病人意外地出现了死亡。他来医院既不是来安慰死者家属的，也不是来鼓励辛苦工作的下级医生的，他在护士办公室里认真地检查死者的病史记录。20分钟后，他发现2天前患者曾经出现过轻微的电解质异常，而他认为当时值班的住院医生没有进行恰当的处理。他抬起头，微笑着对我说:“啊哈，他杀死了我的病人。”然后起身自信满满地回家了。这不是一位傲慢的外科医生，他也不是不关心他的患者。他努力工作，无私地献身于外科事业，他这么做只是在为他明天的工作树立强大的自信心。

从某些方面来说，这并不奇怪。不管各种压力是如何作用的，一个外科医生需要确保他或她自己能够立即从悲剧中站立起来。毕竟，还有其他患者正在等待第二天的手术治疗，他们的手术需要一位自信有能力的外科医生来实施，在关键时候能够迅速地做出对的决定。手术室可不是让你沉迷于自我反省、自我否定的地方。

假设我以上叙述的都是真实可信的，那么当外科医生遇到患者直接在手术台上死亡的事件，一定会对外科医生产生更强烈尖锐的刺激。把手术和术者与预后分开几乎是不可能的。那么我们就想知道上一台手术的预后对下一台手术的影响有多大。

我们首先把目光投向了腹部外科，他们主要处理腹腔内的脏器，如胆囊和肠子。一些腹部手术是在不得不做的情况下做的，如患者因为可能存在脏器破裂带来严重感染。这类患者到医院的时候可能情况已经不容乐观，有严重的感染，随时会因为多器官衰竭死亡，尽管外科医生尽力抢救，但这类患者如果出现死亡也是不奇怪的事情。大部分的腹部手术还是常规择期手术，术前仔细计划，按部就班地进行胆囊切除、疝气修补或是其他手术。我们现在不得不正视的是，如今做这些手术的患者许多都是高龄患者，他们中的很多人因为年龄的关系有心脏和肺的疾病。尽管这些高龄患者的手术风险在恶化，但是现在的麻醉技术、监护和整体护理都有了很大的进步，这类患者的择期腹部手术实际上已经成为一项非常安全的治疗措施。也就是说，在择期手术中患者死在手术台上或是术中死亡的事件现在是非常罕见的。

虽然是罕见的事件，但的确会发生，而且偶尔这类罕见事件还会连着发生。曾经在苏格兰有一位外科医生（还有他倒霉的患者）就经历了这样令人难以置信的不幸：刚刚在手术台上经历了患者意想不到的死亡，第二台计划手术又遭遇了同样的厄运。一天之内两位患者先后死在了一个手术台上，这样的事情闻所未闻，不出意外，这件事情引起了媒体的注意，引发了一场抗议。媒体对这则医疗新闻关注的一个焦点就是：难以理解外科医生如何能够在发生了这样不幸的事情以后还能若无其事地继续工作。

在英国，手术中出现死亡必须要上报有关单位。英格兰、威尔士和北爱尔兰由法医来处理，苏格兰则由检察官和郡法院来处理死亡事件。当时这两起死亡及时地上报给了地方检察官，不久之后就开庭审理了。1999 年 1 月 26 日在福尔柯克郡法院的听证会上，一些专家证人建议法庭从这件事情后规定，一旦发生患者在手术台上死亡的事情，外科医生应该停止这天以后的计划手术。郡长官艾伯特・希恩（Albert Sheehan）先生听取了这个建议，并且亲自建议苏格兰皇家学院和苏格兰校际指南网应该考虑，在指南中建议外科医生在遇到患者死于手术台上以后停止这天的计划手术。那么外科医生在遇到患者死于手术室的情况后，应该继续当天的计划手术，还是应该停止计划刀而去休息调整一下呢?

在当时,在这件事情上完全缺乏共识。两种观点分歧很深,但没有一方能拿得出一丝证据来支持自己的观点。一项针对威尔士整形外科医生的调查力图发现一些有用的信息。在这些被调查者中,有16位医生经历了患者术中死亡的事件,但只有1位外科医生主动停止了当天接下来的计划手术,不过有8位医生表示停止计划手术在当时可能是个更明智的决定。一些心脏外科医生(通常心脏外科医生比他们的整形外科同行更容易遇到患者术中死亡的事件)表示他们对待术中死亡事件的态度是不同的,许多麻醉医生说如果外科医生受这类事件影响,并使接下来的手术表现不如平时,那么他们亲密的战友也就是麻醉医生的表现同样也会受到影响,甚至影响更深。手术团队的其他成员同样面临相同的问题。

福尔柯克事件引发了许多医疗行业以前没有解决的问题。事实上是一个问题,那就是我们医生不知道问题在哪里。当出现术中死亡事件时,我们应该停止接下来的计划手术吗?

有很多方法来解决这个问题,同时又出现了许多相关的问题。如:

- 现实的情况是怎样的?大部分的外科医生是停止手术还是继续?
- 理想状态应该是怎样的?停刀还是继续?
- 有没有证据支持外科医生暂停计划手术?也就是说,有没有证据来支持出现术中死亡事件后的手术患者比其他一般的患者预后差?
- 如果手术小组暂停手术了,应该停多久呢?
- 谁应该暂停手术呢?外科医生?麻醉医生?洗手护

士？还是手术医疗小组？或是整个医院？

对于心脏外科来说，出现患者术中死亡的事件也是一种罕见的情况，但是的确比腹部外科、整形外科或是其他外科专业更常见。当然，这是有原因的。

最显而易见的原因就是：心脏和相连的大血管不仅大而且里面充满了血液。任何一个撕裂或是破裂，无论引起的原因是疾病、外伤或是外科医生的手术刀，都会导致灾难性的出血。你的心脏将你全身的血液在1分钟内要循环全身1周，这也就意味着，如果心脏或是大血管上有个大洞，而心脏还在跳动，出血就不会停止，1分钟后血就会出完。

第二个原因与心脏本身有关。整形外科医生把断掉的骨头接回肢体的时候，断骨被摆正位置包在石膏内休息直到完全长好。肠或胃被切除一部分，消化系统就需要旷置一段时间来等待消化道恢复功能，这时执行"禁食"的指令。身体的几乎每一个器官进行手术时，都会被给予时间和机会休息，以期能够恢复原来的功能。除了心脏。有疾病的心脏需要进行手术，而心脏手术会使原来受损的心功能短时间内更不好，但是这颗心脏却不得不在手术结束的时候立即承担起它原来的工作，一刻不得停歇。这是没有办法的事情：一位患者如果在手术结束的时候心脏不跳就几乎是个死人了(我说的是几乎，因为我们现在有人工心脏来帮助患者赢得恢复的时间，但是这些生命支持系统还不是非常完美的机器，使用会有很多并发症，而且很贵)。

有时候，患者会同时碰到出血和低心排出量综合征。这样的患者死亡的概率就会成倍增加。

大多数的心脏外科医生在其职业生涯中至少会遇到一次患者在术中死亡的事件。斯蒂芬·拉奇(Stephen Large)医生是我的同事，也是我的朋友。他曾经写过一份术中死亡病例的报告，死者是一位17岁的年轻人，死于一台不算高风险的心脏手术。在报告中，他描述了导致患者死亡的原因和这件事对他的影响，这种影响甚至延续了很多年，他称为“真正的困扰”。我个人自己对术中死亡事件的感受是，发生的当时有种灭顶之灾的感觉，绝对的孤独和无助。尽管当时手术室里还有其他人，可在我眼里他们已经消失了。偌大的房间里只剩下患者和我，还有我们头顶的手术灯肆无忌惮地照着我们。

如此悲惨的事情极少发生，但是还是会在心脏手术中出现，所以我觉得我们心脏外科是研究这种影响的理想专业，能够发现这种影响产生的问题。尤其是，我想知道发生了术中死亡事件会不会影响外科医生以后的手术表现。我和当时在我们科室轮转的外科实习医生托尼·戈德斯通(Tony Goldstone)和克里斯·卡拉汉(Chris Callaghan)讨论了一下这个问题，他们对此表示了极大的兴趣。所以我邀请了麻醉医生乔恩·麦凯(Jon Mackay)和统计学家苏珊·查曼(Susan Charman)一起设计了一个针对该问题的研究课题。

我们做的第一件事就是询问心脏外科医生和麻醉医生他们遇到患者术中死亡事件后的真实行为。我们询问了国内每一位高年资的心脏外科医生和麻醉医生。首先我们要知道他们是否真实经历过患者术中死亡的事情。然后我们问他们在发生了这样的事情之后他们是否停止工作了一段时间。我们还想知道，无论他们是怎么做的，他们是否认为有必要休息一段时间。如果有一些这方面的指南，是否对他们在处理这样的事情上有帮助。在调查的最后，我们给这些高年资的心脏外科医生和麻醉医生留了一些空白，希望他们能谈谈他们对这件事的看法。

我们做的第二件事就是去寻找一些证据来证实或反驳，在发生患者术中死亡的事件后继续为下一位患者进行手术，会对这位患者的预后产生不良的影响（所谓继续是指在发生术中死亡事件后 48 小时内）。我们找到了所有主刀医生曾经在 48 小时内经历过患者术中死亡的手术患者的资料，把他们的预后和其他在相对更正常时间接受手术治疗的患者进行对比。

这两项调查研究的结果刊登在了《英国医学杂志》上[4]。有一些结果在我们的预料之中，但有一些结果让人大吃一惊。

对外科医生和麻醉医生的调研非常的成功，我们大约询问了不到 500 位高年资的外科医生和麻醉医生，有 76％的人对我们的询问做出了回答。对一项非强制性的匿名信函调查来说，这是一个意外高的回复率，说明大家都希望在这个问题上发表自己的看法。

其中大部分的外科医生（86％）和麻醉医生（95％）至少遇到过一次患者术中死亡的事件。实际上有一半以上的外科医生（53％），但只有 1/5 的麻醉医生（22％）立即停止了之后的工作。他们停止工作的原因包括身心的疲惫、医疗法律问题和同事的意见。大部分人表示如果有指南可能会有帮助。

我们给了参与调查者一个自由表达自己想法的机会，有一种看法一直反复出现。大部分认为需要指南的医生觉得，指南可以区分患者术中死亡的不同类型。这样可以区分不同的感受：如果患者术中死亡是术前就预期到的，也就是说患者是高危手术患者或是急诊手术患者，那就没有什么，如果术中死亡并不是术前就预期到的，就是说患者是一位低风险的择期手术，那么停止之后的工作进行调整是个不错的选择。

这是专业人士的看法。接着我们来看看收集的证据。在我们调查研究的5年期间，帕普沃斯医院一共发生了81例患者术中死亡的事件。你也许首先想到的是，这还真不少，但是你要知道，帕普沃斯医院一年要做2 000多例心脏手术，所以术中死亡的发生率还不到1%。

有233位患者的主刀医生曾经在48小时内经历过患者术中死亡事件。我们关心他们的预后是否受到影响。我们将他们的预后和类似的但在其他正常时间点上进行手术的患者进行了比较，这两组患者的生存率没有差异。然而，我们确实发现这233位患者有更多的术后并发症，而且住院的时间要比对照组要长。很明显，经历患者术中死亡的确会影响主刀医生的手术操作，但这种影响还不至于会危害到下一位要手术患者的生命。

到目前为止，以上所发现的结果，虽然没有完全预测到，但还不算什么意外。真正的令人震惊的还在后面。

根据我们对专业医生的调查发现，普遍认为如果术前预期到患者可能在术中出现死亡（高风险手术或是急诊手术），主刀医生在情感上容易接受，如果术前根本不会料想到会出现术中死亡（低风险的择期手术），这无疑对外科医生来说是个晴天霹雳，那么以后手术时会谨慎小心。根据对专业人士调查的结果，我们将这233位患者分成了两组：第一组患者的主刀医生之前经历的术中死亡的患者，是一位高风险患者或是急诊手术的患者（就是术前预期到可能出现术中死亡），第二组患者的主刀医生则刚刚经历晴天霹雳似的术中死亡事件（就是低风险的择期手术患者出现了术中死亡）。结果令人震惊：第一组患者比第二组患者的死亡率要高。这与被调查的专业人士的想法背道而驰。

我们不知道为什么会有这样的结果，虽然我还是怀疑这与外科医生的个人性格有关,在下一章节中我会继续阐述。我们所知道的是,出现患者术中死亡的事情的确会对主刀医生此后紧接着的手术操作有影响。至少,产生的术后并发症会增加患者的住院天数,尽管不会增加手术死亡率。至于大家都在期待的指南,我们当然也在期待中。

9

外科医生和风险

在这本书的第一章节中，我们回顾了心脏外科的发展历史。它的一大特点就是，心脏外科比其他医学和外科专业发展的都要滞后，这是因为直到人工心肺机出现之后，心脏外科才能够得以快速的发展。在人工心肺机出现之前，心脏外科只能进行可以在几分钟之内完成的手术，这样才不会造成脑细胞因为缺氧而死亡。而这并没有阻止20世纪上半叶那些有抱负和创新精神的心脏外科医生去尝试，一些简单的心脏手术就是由这些早期的开拓者实施的。有两类手术可以说明在那个时候谁会成为心脏外科的开拓者。

第一个手术是“闭式二尖瓣成形术”。二尖瓣是个易受损的结构，它坐落在心脏左边的中间，是个不易碰到的地方。二尖瓣的工作就是让血液从左心房（一个集合腔）流到左心室（心脏的主泵）。当它工作良好的时候，它就会在左心室舒张的时候开得大大的，让血液从心房流到心室，把左心室充满血液，为左心室接下来的收缩泵血做准备。当左心室收缩时，二尖瓣就关闭，防止血液倒流入心房，左心室就可以把所有的血液泵入主动脉，为全身的组织提供氧气和营养物质。

儿童时期发生的风湿热会造成二尖瓣的损害，风湿热通常是由链球菌感染引起，初始的症状仅仅是喉咙痛。我们机体的免疫系统面对这种链球菌感染会做出积极的反应，释放白细胞和抗体来对付这些外来入侵者。不幸的是，我们免疫系统的这种攻击不是十分的精准，有时也会误伤到机体自身的组织，尤其是关节，但是不知道为什么，有时也会误伤到心脏的瓣膜，包括二尖瓣。结果就是，瓣膜出现了严重的炎症反应，而机体努力地去修复这种损伤，修复的结果就是瓣膜出现了瘢痕。经年累月，瘢痕使得瓣膜变厚和笨拙。正常情况下，瓣膜的瓣叶薄如蝉翼，开关灵活，现在瓣叶变厚、笨拙和钙化。最后，瓣叶融合在一起，只在中间有个小孔。只要患者还活着，每分钟都要有大约 5 升的血液要穿过这个小孔，想当然，这种情况是极其不合理的。所以，狭窄的二尖瓣上游的压力就会升高。左心房压力升高会传递到肺和右心系统，会影响静脉回流和肝脏，所有二尖瓣上游的器官都会受到影响。肺会出现水肿，右心功能会衰竭，肝脏变大，下肢水肿，患者容易疲劳，并出现呼吸困难。改善症状的唯一方法就是打开狭窄的二尖瓣，但是因为二尖瓣在心脏的中间，如果没有人工心肺机，要触碰到它几乎是不可能的。

几乎不可能还是有可能的。我们的心脏外科前辈们在人工心肺机出现之前确实发明了一种手术方法来解决风湿性的二尖瓣狭窄，这种术式称为闭式二尖瓣成形术。以下就是这种手术方法的过程，但是请不要在家尝试。

- 让患者入睡
- 打开左侧胸腔
- 在左心房上缝一个手指大小的荷包
- 在这个荷包里做一个切口

- 在血流出来前,从这个切口中伸进一个手指,并且收紧手指周围的荷包线
- 动动已经在左心房内的手指,感觉一下二尖瓣和瓣膜融合后剩下的小孔
- 一旦找到了这个小孔就把手指伸进去撕开它,以增加二尖瓣的开口面积(做这个动作要快:你的手指伸进二尖瓣口的时候就完全的阻断了血液从心房流入心室)。如果有必要,你可以使用扩张器进一步扩张二尖瓣口
- 干完后抽出手指,迅速收紧荷包线并且打结
- 长出一口气:总算干完了
- 关胸,然后鼓掌

1925年亨利·苏塔(Henry Souttar)第一个在伦敦成功完成这项手术,但是美国费城的查尔斯·贝利(Charles Bailey)医生使大家相信这个疯狂的、完全是孤注一掷的手术还是有益处的。贝利医生曾经为4位患者进行了闭式二尖瓣成形术,不过很不幸,这四位患者的预后都是死亡。结果,他被禁止在费城地区的三家医院进行手术。不过他贼心不死,1948年,他决定再试一次。他计划一天之内在两家医院分别为一位患者进行手术。他这样计划的原因着实让人不安。他打算如果第一台手术没有成功,他可以趁着消息还没有扩散,他还没有被禁止继续手术前,赶快穿过城区到另一家医院做一台相同的手术。早上手术的患者死在了手术台上,不过下午的患者成功地活着,然后这种手术方式就这么确立了。正如你开始猜测的那样,这是一个危险的手术。它要求最坚定的信心,钢铁般的勇气和快速的决断,不过和下面这个手术相比,闭式二尖瓣成形术就像是在闲庭信步。

房间隔缺损,也称为ASD,是一种常见的先天性畸形。婴儿

出生时在左、右心房之间有一个洞。正常情况下，左、右心房之间是不直接交通的，它们被房间隔隔开。左、右心房之间被隔开是由于血液在心脏的循环路线决定的。

富含氧气和营养物质的血液在循环1周后回到心脏，这种含氧量低的静脉血进入肺循环，再次被变成富含氧气的动脉血，并且再次被泵入全身循环。

- 右心房收集回心血
- 然后进入右心室
- 右心室将血液泵入肺循环，使血液变成富含氧气的动脉血
- 左心房收集肺循环的血液（这时的血液是鲜红色的、富含氧气的血液）
- 然后注入左心室
- 左心室将血液泵入体循环，使血液流向全身
- 血液向身体的组织、器官提供氧气（这时血液会变成含氧量低的暗红色的静脉血）
- 全身的静脉血回到右心房，开启再一次的循环

用下面的图可以简单明了地说明。

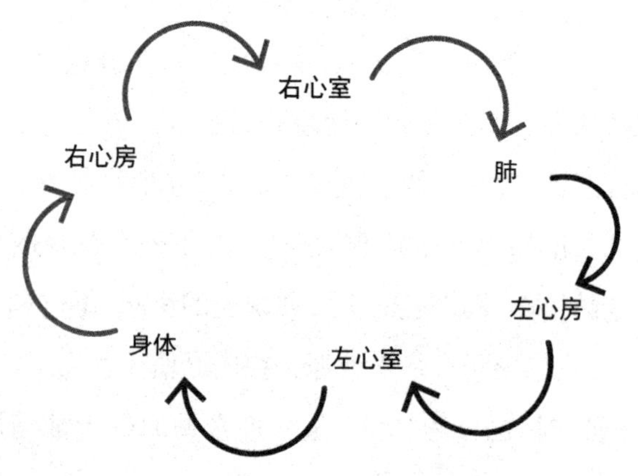

如果房间隔上有一个洞，血液循环的线路就会发生改变。

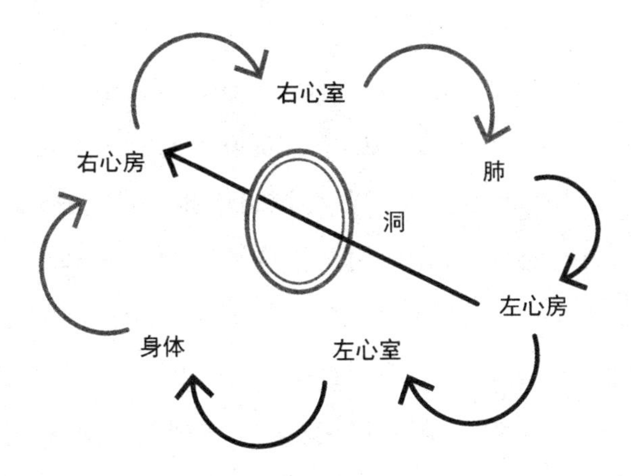

就像你看到的，一部分的血液在一个小循环内循环：右心房-右心室-肺-左心房-右心房-右心室-肺……这是对心脏泵血功能的极大浪费。右心室需要泵出正常2倍或3倍的血液才能保证整个机体的血液供应。这使得右心室不堪重负，最终会导致功能的失代偿。而肺因为要接受正常2倍或3倍的血容量导致压力增高，总有一天它的功能也会失代偿。

有房缺隔缺损的婴儿最开始像一个正常的孩子，通常在他们的孩童早期并没有表现出与正常孩子的不同，不过实际上他们的右心室和肺没日没夜地超负荷工作。渐渐的，右心室和肺的功能开始出现障碍，这可能出现在儿童期、青春期或是青年期，患者有呼吸困难，然后想到向医生寻求帮助。医生只要仔细地做体格检查，加上几项其他的检测，就可以发现房间隔缺损的存在。

关闭房间隔缺损不是什么高难度的外科挑战。它只不过是个洞而已，对一个合格的外科医生来说，只需要5～20分钟就可以用缝线把它缝上或用补片把它补上，但是，你要找到这个洞，你就不得不打开右心房。在没有人工心肺机的时候，你不能把心脏从整个循环中孤立开来，弄得不好患者会在手术台上出血而死。

20世纪三四十年代的心脏外科先驱们在没有人工心肺机的情况下，想了各种各样的办法，希望能在不打开右心房的情况下找到房间隔上的缺孔。他们曾经试图依靠手指的感觉，把心房壁填塞到缺损处，也试图使用塞子或其他的工具填塞。他们发明了很多巧妙的方法，有一些有点作用，有一些则根本没有用，不过无论方法如何，手术的死亡率都惊人的高。然后就有人想出了一个伟大的构思：阻断连接右心房的两条大静脉，迅速地打开右心房，直视下关闭房间隔的缺损。这个动作要快，因为阻断了心脏的静脉回流实际就是暂停了全身的血液循环，患者的大脑和患者本身都在快速地死去。我们知道，大脑在没有血液供应的情况下只能存活几分钟。为了有足够的时间进行缺损的修补，同时又不能造成大脑的损伤，在停止血液循环前给患者的身体和大脑降温似乎是个不错的主意。

1952年9月2日，美国明尼苏达州的约翰·刘易斯(John Lewis)医生和他的三位助手(理查德·瓦尔科、曼苏尔·陶菲克和沃尔顿·利乐海)共同完成了这项手术。患者是一位5岁的患有房缺的小女孩。他们让小女孩进入麻醉状态，然后用冰毯把她的体温由37℃降到28℃。他们打开了她的胸腔，阻断了进入右心房的大静脉，打开右心房，吸干净里面的血液，迅速地缝合房间隔上的缺损，匆忙地关上右心房，然后打开阻断静脉的钳子。心脏再次开始跳动。接着他们为小女孩复温。患者在没有循环5分30秒后没有出现脑损伤地存活了。小女孩被治愈，而这台手术成为世界上第一台成功地在直视下的开心手术，标志着心脏外科的新纪元。几年以后，人工心肺机被发明出来，心脏外科腾飞发展。

1993年刘易斯医生去世，他的学生，也是那台标志性手术的助手之一沃尔顿·利乐海医生说道："在明尼苏达那个值得纪念的开始之后，开心手术已经成为20世纪最伟大的医学贡献之一。在过去的一年中，全世界每1分钟就有不止一台心脏手术在进行。这就是约翰留给我们的遗产。"

有趣的是，利乐海医生本人也是一位有许多创新的心脏外科的先驱者，最让人印象深刻的就是他曾经用人来做人工心肺机。他曾经给许多孩子做心脏手术，就是让孩子的父母之一来做人工心肺机，以维持手术期间孩子的血液循环。做手术时，父母和孩子都麻醉，用管子将孩子和妈妈或是爸爸的循环连接起来，就好像孩子是父母额外的一个器官。这样孩子的心脏就可以被孤立出循环进行手术操作，同时父母亲的心、肺和循环系统保证孩子全身的血液供应。这类手术是极少数可能造成200%死亡率的手术之一，因为这类手术可能会导致患者和他的妈妈或是爸爸死亡(事实上偶尔的确如此)。

从心脏外科的发展历史看，当时这个专业吸引来的外科医生都是些冒险家，内心极度自信、果敢、无情并且充满勇气。这些都是心脏外科先驱们的普遍性个人特质，其中有些特质延续到了现今的一些心脏外科医生身上。

那么，我们对外科医生个人的性格特点都知道些什么呢？更具体地说，外科医生的性格特点是不是会对他的患者的预后产生影响？产生什么样的影响？或者说我们究竟关心的是什么？

心理学家喜欢根据不同的心理特征和人格特征来描绘和分类人群。从某种意义上说，医学之父希波克拉底也是一位人格心理学家。他认为人的心理特征是由"体液"决定的。血液使我们活泼、自信(多血质),黏液使我们冷静、超然(黏液质),黄胆汁使我们急躁、痛苦(胆汁质),黑胆汁使我们沮丧、自怜(抑郁质)。现代心理学也承认以上的这些人格类型,还有其他许多的人格类型和性格特征。其中有一些我们这些外行人也耳熟能详,如性格外向和性格内向、理性和感性等。当然,人格的特点可以从许多不同方面进行研究和评估。最近,心理学界兴起了一股浓厚的兴趣来研究人格特征中的什么决定了一个人愿意承担风险的程度。这个被称为“风险倾向”,它之所以引起大家的兴趣,主要是因为在金融界和管理界这种特质决定了做出什么样的决策,一个过度的冒险家,比如流氓交易员或是银行家,会使公司陷入经济崩溃。

“风险倾向”在外科手术和手术预后上也扮演着主要的角色,尤其是在心脏外科领域。在这一章节的开始我已经介绍过心脏外科先驱们的事迹了,他们都是雄心勃勃的冒险家。如果他们不愿意承担风险,这个专业就可能停滞不前。一个畏惧火焰的人永远也不会开辟道路。*

我怀疑在外科医生群体中更能发现人格特征和行为中的冒险文化。如果真是这样,那么它也应该可以被量化。所以我决定让帕普沃斯医院的带组外科医生在一张调查风险倾向程度的表上,根据自己的认识,标注上自己和同事的准确位置。这张调查表很直观,看上去就像一把尺,一端是一个极致(无论什么情况都不冒险),另一端是另一个极致(任何时候都要冒险)。如下图所示。

---

* 我们应该向那些愿意接受新手术方式的患者致敬。外科医生毫不犹豫地拿他们的职业生涯、未来和在医学界的地位来冒险,而他们的患者则要承担更大的风险:他们在拿他们的性命在冒险。他们值得我们敬佩和尊重。

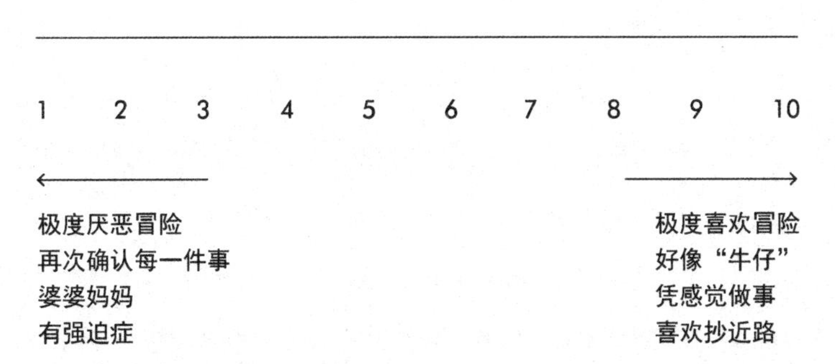

参与者被要求对帕普沃斯医院每一位外科医生的风险倾向进行评估，然后根据自己的认识，在合适的位置上为这位外科医生画上X。因为在这个调查的两端是两个极端现象，怎么看怎么不让人高兴，所以除非真的是不正常，否则我想外科医生是不会被画到两端的位置的。所有的外科医生，以及和他们一起工作的麻醉医生和助手，一起参加了这次调研，所以，最后我收到了29份调查表，调查的对象是我们医院13位带组的外科医生。以下就是调查的结果。

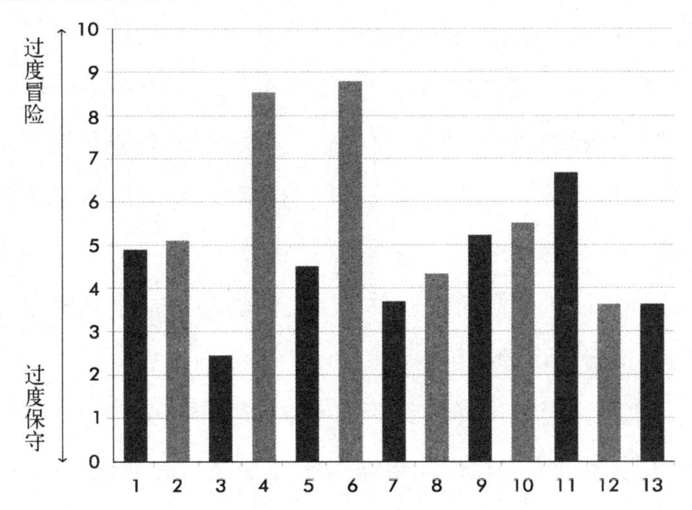

就像你看见的,人各有性格。有 2 位或者也许是 3 位外科医生被认为是热爱冒险的牛仔,而在标尺的另一端有 1 位同事,把自己紧紧锁在了老鼠洞里。这样的结果并不让人意外。就像所有的人一样,外科医生也是普通人,会有各种不同的性格特征,风险倾向是其中一项内容。看到调查的结果,我的脑海里立马浮现了一个问题:这些有不同风险倾向的外科医生,到底谁的患者临床预后更好呢?我们可以计算各位外科医生手术的风险校准后的死亡比(risk-adjusted expected mortality),或者叫 RAMR。这是预期死亡率和实际死亡率的比值,用一个十进制的数字表示。如果这个比值为 1,说明实际的预后和预期的一样。如果比 1 小,说明实际死亡率比预期的要低。

所有外科医生的总的平均 RAMR 是 0.22。调查中最保守的外科医生 3,他的 RAMR 是 0.1,一个非常好的结果。紧接着他的外科医生 12 和 13:他们的 RAMR 分别是 0.4 和 0。让我们来看看最冒险的那些外科医生,他们是外科医生 4、6 和 11。他们的 RAMR 分别是 0.25、0.6 和 0.25。分布在中间的外科医生,他们的 RAMR 的分布范围也比较广泛,从 0～0.33。似乎个性中的风险倾向与手术成功率之间没有什么特别的联系。冒险家和保守派取得了类似的结果。所以,外科医生个性中的风险倾向和他的患者的预后之间没有关系。我所在的帕普沃斯医院整体的手术预后都非常的优秀。我们的外科医生有的做得比我们的平均水平好一点点,有的外科医生会差一点点,但是这些都与他们个性中的风险倾向没有关系:无论性格特征是爱冒险还是保守,都不会直接影响手术预后。

有人也许会对这样的结论有些失望。毕竟,有充分的证据表明,航空业的强迫性风险规避措施使得飞行如此安全,而在医疗服务行业，缺乏风险控制却是一个问题。人们自然会认为爱好冒险的外科医生应该会面临更多的问题，因此患者的预后也更差。事实却不是这样。那么这是不是意味着个性中的风险倾向与手术预后一点关系都没有呢？

我们完全有理由假设一个外科医生的风险倾向不是死板一块。不要管他或她的冒险精神在尺子的哪个位置上，我们的外科医生个性里的冒险意识更像是在一个范围内移动。比如说我吧，有时候干得比别人更积极，有时候会是一个冒险家，其他的时候，我会超级的小心。这种变化似乎和当时我生活中经历的事情直接有关。

其他人是不是也有这样的变化？常识告诉我，这非常可能。因为超速被抓住的司机更容易看到限速标志。一个吸烟者，如果他最好的朋友死于肺癌，他更容易戒烟。一位投资人如果刚刚在股市损失一大笔钱，当股市再现投机机会的时候，他是不会看好的。我们是有七情六欲的人，我们的行为很容易被我们对事物的反应所左右。这不是我说的，认知心理学家对这些现象已经进行了多年的研究，甚至科学有一个分支称为“启发式法”，关注经验、学习和行为之间的关系。更甚者，进化心理学家相信这种判断偏见是扎根在我们的基因里的，可以用达尔文的进化理论来解释。我们在面对危险情况时，我们的行为里的确有一些奇怪的特征。有些奇怪的特征甚至是毫无道理的，但我们猜测，这些特征之所以存在，一定某种程度上有利于我们祖先在10万多年前的环境下生存。结果就是，你生活中发生的某些类型的事情会让你比平常更保守，而其他有些事情会让你比平常更愿意去冒险。

让我们回到关于外科医生的主题。我们知道，像其他各行各业一样，外科医生的来源也是各种各样的：男人、女人、高的、矮的、胖的、瘦的，有黑人，还有白人。我们确信他们的个性也是不同的，尤其是我们已经知道，他们的风险倾向肯定不同。我还知道，没有明确的证据表明性别、个头大小和肤色会影响外科医生的表现，所以，有理由怀疑一个外科医生的年龄、经验、手的灵巧度、责任心、知识和正确的判断会影响手术的预后。那么那个在小范围内波动的个性特征——风险倾向有没有这样的影响力呢？它会不会影响手术的预后？

让我们回过头去看看那两个有些惊人发现的调查研究。在关于发生术中死亡事件的调查中，我们发现，如果出现了患者死在手术台上的事情，对主刀的外科医生此后 48 小时内的手术操作有不利的影响，因此那些在这个时间段内被同一个外科医生手术的患者比其他的患者预后差。这个结果是我们可以预料到的，但是让我们感到吃惊的是，如果出现术中死亡事件的患者是一位术前高风险或者是急诊手术的患者（也就是在术前有预期可能会出现死亡），这会对主刀的外科医生此后的手术操作产生更不利的影响。事实上，这个结论与参与这项调查的临床医生的观点是相悖的，他们坚定地认为如果遇到低风险的患者出现术中死亡才会对他们此后的手术操作有不利的影响。

还有一个关于休假和外科医生手术好坏关系的研究。这个研究事前没有人对结果有什么想法。有人会认为休假可以使外科医生身心都得到休息，再次回到工作中时会充满新生的能量，也有人认为长时间离开手术台会使外科医生的手术技能下降，回来开刀需要一段时间适应。调查结果表明，休假不会使外科医生的技术生疏，休假回来第一天的手术预后比平时还要好。这个结果没什么让人诧异的，但是我们都没有想到，外科医生去度假前一天手术的患者预后出奇的差：这一天手术的患者死亡率是度假回来第一台手术患者的 2 倍多。

我们不知道为什么会这样，我们也只能猜测可能的原因。

我们已经知道，外科医生个性里的风险倾向是不同的。这种不同与手术预后没有直接的联系。我们也已经知道一个外科医生的风险倾向并不是一成不变的，受生活中的琐事影响在一个范围内变化，所以每一个外科医生的风险倾向跨越一定的范围。因此，当外科医生的风险倾向向保守趋势发展时，这时候他们的状态是最好的。

让我们假设有一位外科医生参与了这两项调查。他就是个普通人，个性中的风险倾向在中位，既不是一个冒险家，也不是一个会吓瘫在手术室里的保守派。绝大多数时候，他都秉承着这种风格进行工作，有一天，生活中发生的一些琐碎使他的风险倾向向一个极端移动。让我们看看会发生什么。

剧情 1

我们的这位外科医生今天值急诊班，而且不幸收治了一位风险极其高的患者。情况就是：他要么紧急给患者做手术，要么就让患者等死。现在是晚上 10 点。大家都不看好结果。事实上，他知道他的许多同事们没想过要给风险这么高的患者做手术，但是他也清楚，如果他不管的话，患者会很快死亡。他决定试一试。他知道会有很多的困难和意想不到的并发症。手术持续了 12 个小时，比这类手术 4 个小时的正常时间多了许多。他奋战了整晚。这台手术影响到了他第二天的日常工作，两台常规的搭桥手术不得不推迟。第二天早上 10 点，尽管他已经尽力了，但是结果却不好。患者没有希望存活，他不得不选择放弃，最终患者死在了手术台上。他打算在 11 点开始做计划刀。这时候，我们的这位外科医生已经很累了，而且心情不是太好，他只想赶快把今天的计划手术做完，然后回家休息，因为他答应了别人要参加今天的晚宴。当他带着情绪回到日常工作中时，他变得更保守还是更冒险了呢？我想他肯定愿意去承担更多的风险。

剧情 2

我们的这位外科医生最近一帆风顺，他的手术患者都顺顺利利地出院了。他正在一个令人放松的环境下给一位年轻的低风险的患者做手术。手术比较简单，他正和手术室里其他人开玩笑的时候，突发状况出现了。这个原本健康的患者希望通过手术纠正心脏缺陷后回归一个正常人的生活，现在死在了手术台上：一个完全意想不到的灾难。接下来的计划手术是一台普通的搭桥手术。这位外科医生此时变得更保守还是更激进？当然，他会更保守。事实上，他的内心会感到害怕：他刚刚被自己拆台，现在对什么都心存疑虑，包括对他自己和他生存的目的。他当然不会再去尝试冒险。

剧情 3

今天是我们的外科医生去享受阳光假期前的最后一个工作日。他们一家要赶当天晚上 7 点的飞机，他认为他完全可以按时完成手术，并且还有时间整理行李。当然还有其他一些很重要的事情要做，如预定机场的停车位，给车加油。更可悲的是，这还不算，他走之前还有一大堆的患者信件要处理，因为如果现在不做的话，等他回来这些信件会变成一个没法处理的灾难。而且他必须把这些事都挤在午餐前完成。他已经连续工作了 3 个月，他需要进行休假。他的心思已经在飞机上在海边了，但是他不得不先处理这些。那么他会不会更激进呢？这是一定的。

剧情 4

我们的外科医生已经在阳光海滩度过了 2 周完美的假期。手术、行政工作和医院管理这些事情看上去已经离他十万八千里了。在这段时间里，他重新认识了自己、他所爱的人和他真正喜欢做的事情。回到工作岗位时他的心情是愉悦的，尽管已经有 2 周多没有踏进手术室。今天是周一早上，第一位手术患者已经躺在了手术台上，我们的外科医生希望自己还能胜任这份工作(尤其是他度假回来后发现，他度假前一天手术的患者恢复得不好)。那么他会冒险吗？很明显不会：他一定是在他最保守的状态。

在剧情 2 中，有一位年轻的患者意外地出现了术中死亡的事情，在剧情 4 中，我们的外科医生在休息了很长时间后对自己的手术技能有所怀疑。这两种情况都导致了小心谨慎的心态，避免发生错误。这就像我前面提到的关于耶和华见证人教派的情况一样。这个教派的教徒们坚决地拒绝输血，他们等于从外科医生手中收走了一项安全措施。他们逼得外科医生在给他们开刀的时候不得不更小心谨慎，尽可能地避免出血。所以，一点都不奇怪，这些患者的手术出血很少。

如果我的预感是正确的，当外科医生在他们个性中的风险倾向最保守的时候手术操作是最安全和最好的，那我们还需要走很长一段路来解释前面两个调查研究中令人惊讶的发现。这也意味着我们找到了一种新的方法来提高手术治疗的预后，这种方法优于好的培训、好的技术、责任心和高水平的护理，优于常规的质量监控，甚至优于霍桑效应：我们应该能够通过改变外科医生的冒险行为来提高手术治疗的预后。那我们应该怎么做呢？我还不十分确定，仅仅有一些想法。最开始，我们需要一个风险倾向测定的客观方法，比外科医生的主观感觉更可信的测量方法，我们还需要为改变这种风险倾向专门设计干预措施。初步的探索工作表明这一切的愿望是有可能实现的，虽然这个话题已经超出了我这本书的范围，但会成为这个让人着迷的课题未来研究的基础。换句话说，让我们拭目以待。

10

医学的未来

医疗事业是一项严肃的事业，有时，是致命的严肃。医疗事业也是一项大事业。无论医疗服务是如何提供给人群的（私人的或公共的，通过税收、保险或是黑钱），大部分文明的国家花费大约GDP（国内生产总值）的10%来为本国公民提供医疗服务。这项花费是非常惊人的。这意味着这个国家赚的每10块钱中有1块钱要花在医疗服务上。

比如说英国，NHS每年的预算大约是1 000亿英镑（8 904亿人民币），就是每分钟要用大约19万英镑（169万人民币）。尽管看着很奢侈，英国在医疗上的花费还是相对吝啬的，因为它只用了大约GDP的9%在医疗服务上。* 法国大约是12%的GDP，美国则高达18%。随着国家越来越富裕，人们的寿命越来越长，希望获得更多更好的医疗服务，因此这个比例有上升的趋势。

从单纯的经济学来说，这么庞大的数字和对国家预算的巨大影响，并且考虑到纳税人的钱包的话，无论如何医疗服务都应该使患者获得合情合理的预后。当然，合理、明智的管理医疗服

---

* 虽然英国不是唯一的：如葡萄牙、芬兰和澳大利亚，它们与英国差不多。

务不单单是因为巨大的经济投入，患者的预后不仅影响着他们的健康、生活和幸福，也影响着他们周围人的生活和幸福。

所以，管理者和管理顾问加入了对医疗服务的管理。最开始，政府部门只是想通过他们的管理来降低医疗服务的费用，因此这些管理者首先给出了一个最低的标准。

在撒切尔政府执政早期，英国花在医疗服务上的费用鲜少有超过 GDP 的 3%，也就是说，英国在医疗上的支出远远比其他发达国家要少。患者等待治疗的时间很长，有时要 1～2 年，许多的人甚至都得不到最基本的治疗。我们谈论的治疗不是指奢侈治疗，而是作为发达经济体的公民应该能够享受到的基本医疗：心脏手术、髋关节置换、前列腺手术之类的常规治疗。撒切尔的保守党政府觉得彻查卫生部门会是个好主意，可以使这个部门工作得更有效率，也能让国家的税收获得尽可能好的产出：所谓物有所值。政府没有意识到（或者是假装没有意识到）他已经拥有了一个，总的来说，优秀、高效的国家健康服务体系，这个系统最大的问题是缺乏资源，政府着手彻查这个健康服务提供者的行为，就像一个开豪华跑车的司机，有天早上发觉他的跑车没法发动了，就使劲地修发动机，却不知道其实是因为油箱里没有汽油了。

结果，政府决定改变整个卫生服务系统的结构，通过让花费多的医院向花费少的医院取经学习来减少政府支出。为此，政府聘请了一家非常昂贵的、著名的会计和管理咨询公司来提高卫生服务部门的效率，这些聪明的管理者认为，改革最好的起点就是心脏外科，因为这个专业的手术类别相对较少，手术量相对较少，容易获得合理的成本和手术成功率。他们做的第一项调查，就是比较了英格兰地区两家医院的心脏手术的费用。我们暂且把这两家医院叫作 A 医院和 B 医院。会计师们计算了这两家医院三类标准心脏手术的花费：第一类是冠状动脉搭桥(CABG)手术，第二类是单纯的换瓣手术，第三类是困难手术，包括复杂的联合手术和再次手术（患者以前做过心脏手术，再次进行心脏手术会增加很大的风险）。以下就是他们的发现。

	A医院（英镑）	B医院（英镑）
CABG	5 600	6 800
瓣　膜	6 400	8 700
复杂手术	9 950	4 800

会计师们分析了得到的数据，然后得出了他们的结论。他们认为A医院在单纯搭桥和瓣膜手术上投入-产出更有效率，而B医院在处理复杂心脏手术和再次手术患者上效率更高。因此，他们建议A医院应该专注在基础心脏疾病的治疗，B医院应该发展成专门治疗疑难杂症的中心，因为它在处理类似的患者时效率更好。

显然，这些聪明的会计们肯定没有看看下面这张表。如果他们费心地去调查一下这两家医院的临床预后的话，他们肯定会得到不同的结论。以下就是这两家医院的手术死亡率。

	A医院	B医院
CABG	3%	5%
瓣　膜	6%	11%
复杂手术	9%	65%*

*其中40%是术中死亡。

所以，为什么B医院在治疗复杂患者时如此有效率：许多患者直接被撂倒在了手术台上。对于一个高风险的手术患者来说，这是一条省钱之路：患者的住院时间短，没有重症监护的费用，没有康复的费用。以上这个骇人听闻的结论给我们的教训是如此简单，就像我在书的开头强调的。如果我们对管理健康服务产业有兴趣，我们一定要监管医疗服务质量。生存率与医疗费用一样重要。事实上，只有当医疗介入对患者有效果了，计算所需的费用才有意义。一旦我们了解了这些，我们才能够评估投入-产出的效益，才能和其他的治疗方法进行比较。

时间距离这些奇葩会计师的结论已经过去了25年，我们也更多地了解了监测医疗质量的方法。有时我们仍不免要犯同样的老错误，过多地把注意力放在了要监测的数据上。我们还有努力改进的空间，去发现更好的、更重要的监测指标。尽管有了这些进展，在医疗领域我们仍然在违反以上的规则，那些致力于寻找规范医疗服务的人犯的最大的错误之一就是：注重治疗过程甚于预后。

我来解释一下。对于患者来说，医学治疗最重要的是预后而不是接受了什么样的治疗。不过，治疗结果有时比较难衡量。它们受到风险因素和统计方法的影响。而过程容易检测（尤其是你选择了那些容易检测的过程）。这意味着无数的规则被引入了临床治疗中，从接待患者入院的方法、手术同意书的填写方式、医务人员制服的颜色、是否要佩戴胸牌、几十张乏味的单子要正确填写等，甚至规定门诊使用的茶杯和茶托的颜色。在英国，卫生部甚至已经决定了医院要使用何种类型的字体来引导患者和访客去到不同的部门，以及医生之间通信的抬头的颜色和形状。不幸的是，事情还没完。

千禧年之后工党执政，英国的卫生部决定，搭桥手术需要优先处理，并且定了一个目标：需要搭桥的患者不能等待超过13

周。许多生活在发达国家的人看到这个目标一定会被口中的咖啡呛到，任何等待治疗的患者都是为了挽救生命，但是你也不得不感慨，在以前保守党执政时期，患者等待搭桥手术的时间超过13个月。

到目前为止，一切还顺利：减少搭桥手术的等待时间是件好事，或者说至少搭桥手术看着被重视，但是让我们来看看不同类型的搭桥手术到底是不是需要一样被这样对待。问题的一面是，一个患者有一支冠状动脉完全堵住了。他有心绞痛症状，他想做CABG手术来缓解症状，恢复正常的生活。因为这支动脉是被完全堵塞了，不可能会变得更坏，所以这个患者无论等多久都是安全的。问题的另一面是，另一个患者所有的冠状动脉都达到了99%的狭窄，包括左主干，左主干是左冠状动脉分叉前的一段血管，是所有左侧冠状动脉的起始段。如果左主干完全闭塞了，心脏2/3的心肌细胞就会死亡，那么患者也会死亡。在我二十多年的职业生涯中，只看见过两位患者在发生了左主干闭塞后还能存活，因为没有足够的心肌细胞来维持循环。左主干严重狭窄就像是达摩克利斯之剑。这位患者也需要进行CABG手术，而我们卫生部的目标却没有对这两种患者进行区分。

现在让我们再看另外一种情况：严重的主动脉瓣狭窄。磨损使得心脏的出口——主动脉瓣出现了狭窄。心脏需要做更多的功来把血液送入循环，而患者可以在许多年里都没有症状。但总有一天，心脏会干不动的，然后会出现心功能不全。患者会气急，同时伴有其他的症状。当这种情况出现时，就表示心脏的功能快要到山穷水尽的地步了，心脏衰竭和死亡指日可待。这也是达摩克利斯之剑。

一位患者如果同时有严重的左主干狭窄和主动脉瓣狭窄，

就好像他的头顶悬着两把达摩克利斯之剑，而且悬着这两把剑的绳子已经被严重磨损了。这位患者需要同时进行主动脉瓣的置换和CABG手术，而且要尽快实施。但是根据卫生部13周CABG等待的目标计划，这位患者被排到了队列的后面，为单支病变的CABG患者让路，原因很简单：主动脉瓣置换加CABG手术不被认为是一台CABG手术。这样的事情真的会发生吗？是的，已经发生了。真的有患者因为这样的安排而死亡吗？是的，确有其事。

以上是一个关于制定了目标而使患者预后变坏的简单例子。再一次，痴迷于过程胜过了对结果的关心。

然而对比于发生在斯坦福德郡一所医院发生的事情，这种只关注不重要事情的失误显得是如此苍白、渺小。英格兰斯坦福德郡有一所叫“斯坦福德郡中部NHS信托基金”的医院。这家医院在护理患者方面极度不负责任。在它低标准的护理下，估计大约有几百位患者（也有人估计有1 200位）因此而出现不必要的死亡。丑闻是如此骇人，议会随即组织罗伯特·弗朗西斯（Robert Francis）爵士领导的调查。最终的调查报告于2013年2月发布，整整有1 781页。调查发现了许多问题，低标准、任性地虐待患者。最让人发指的就是盲目地遵循有缺陷的目标。罗伯特·弗朗西斯爵士写到（下划线部分是我想强调的）：

> 这个错误主要是信托基金引起的。它没有充分聆听患者和医护人员的要求，或是没有确保信托基金关注目标的先天缺陷得到纠正。最重要的是，它没有解决对低标准和对脱离管理和领导责任的容忍。<u>这个错误部分也是因为允许了关注国家制定的目标、实现财政平衡和寻求信托基金在提供可接受的护理标准上的</u>

支付地位。

斯坦福德郡是一个极端的例子，只痴迷于过程而忽略了对结果的重视，但是很不幸，我们仍然能够看到这样扭曲的目标或多或少存在于医疗保健中。这些扭曲的目标和它们导致的后果表明，让管理者和政客们来选择什么是医疗保健重要的东西，是存在意想不到的隐患的。如果我们这些临床医生想要保护我们的患者和医院不被这些扭曲的目标伤害，我们就必须要知道我们为之奋斗的目标，并且找到一套衡量我们是否达成我们目标的方法，用这个标准来时刻检验我们工作的质量。换句话说，要让重要的东西可以被衡量。

尽管发生了这些可怕的事情，至少在我的专业心脏外科，我们已经取得了一些重要的进展。我们现在擅长测量真正重要的因素——预后：生存。我们可以把真实的预后与预期的预后进行比较，而且是在校准了患者的危险因素之后，并且我们也能提出敏感的统计学方法来指导我们发现问题、解决问题和运行一个基本的质量控制计划。不可否认，我们仍然花大量的精力关注死亡和生存这样重要但略显粗糙的预后指标，但我们也认识到了其他的临床预后指标也是十分重要的。现在对大多数进行心脏手术的患者来说，手术的早期死亡率已经非常低了，或许是时候我们应该使用其他的指标来衡量手术的成功与否，比如患者临床症状的完全缓解、未来需要的干预措施、有一个质量良好的生活和一个长远的生存。我们也可以开始认真考虑治疗需要的费用，我们能够用最少的钱提供确实有用的医疗服务。

临床治疗是一个整体，就像我在这本书里说的。目前为止，我们讨论的大部分话题都是有关心脏外科。这是有原因的。首先因为我是一个心脏外科医生，知道的有关心脏外科的知识比其他的专业多一点。其次，心脏手术开创了质量监控，这比其他专业起步都早。第三，衡量心脏手术的预后相对简单，因为它有一个简单、客观、与手术直接有关并且不容易产生混淆的指标：死亡（如果你喜欢，也可以叫作生存）。所以，如果需要心脏手术的患者是活着收治入院的，那么他出院时不是活着就是死了。这里没有中间指标，所以计算活着出院的人数实际上是件非常容易的事。

其他专业的医生认为他们的问题是，他们（或者他们声称）没有像这样明确的可以测量的指标。你究竟怎么来衡量其他专业的治疗效果呢？如精神病科医生给予的治疗效果，或是呼吸内科医生的治疗，又或者是肾脏内科医生的治疗，甚至是骨科医生的髋关节手术的预后。他们会说，这不可能衡量。而我说，并不是他们说的那样。

我永远也不会忘记我在布里斯托尔做医学生的时候遇到的一位儿科门诊的患者，她是一位漂亮、苗条、有一头金发的 16 岁女孩。她穿着骑马装，由妈妈陪着来看病，我和其他 3 位同学正坐在儿科诊室学习。我们的老师向她和她的母亲询问病史，听了听肺，简要地看了看她呼吸功能检查的结果，并且和她讨论了一下抗生素的使用。然后老师微笑着和她们道别，并且预约了 6 个月以后的复诊。母女俩高兴地离开了，诊室的门一关，老师脸上的笑容就隐去了。他神色黯淡地转身告诉我们，这个年轻的女孩可能再也不能来复诊了，因为她很可能活不到那个时候。女孩得的是肺囊性纤维化，她肺的呼吸功能几乎所剩无几，如果再次发生肺部感染，就会是致命的。

囊性纤维化是个可怕的状态。这是一种因为错误基因导致的先天性疾病，这种错误的基因非常的普遍，每 25 个人中就有一位携带这种错误的基因。不过这种错误的基因不是一个显性的基因,也就是说,如果你从父母那里遗传到了一个错误的基因,你并不会得病。只有当你从父母那里遗传到了两个这样的错误基因你才会出现囊性纤维化的症状。你的遗传物质一半来自你的父亲,一半来自你的母亲,它们结合起来就造就了你(使你独一无二,除非是单卵双生子)。如果一个孩子的双亲中只有一位(妈妈或是爸爸)是囊性纤维化基因的携带者,这个孩子就不可能得囊性纤维化疾病。这是因为如下所示。

父亲的基因:N(正常)+CF(错误)

母亲的基因:N(正常)+N(正常)

这两组基因的组合方式有四种可能:

N—N N—N CF—N CF—N

也就是说,在平均水平上,这对夫妻的孩子们有一半是携带者,但不会有真正患病的孩子,因为不会出现 CF—CF 的基因组合。

但是,如果孩子的双亲都是携带者,情况就会发生变化。

父亲的基因:N(正常)+CF(错误)

母亲的基因:N(正常)+CF(错误)

这两组基因的组合方式也有四种可能:

N—N N—CF CF—N CF—CF

这就意味着,如果父母双方都是错误基因的携带者,他们的孩子中 1/4 是正常基因,1/2 是错误基因的携带者,还有 1/4 很不幸会出现囊性纤维化病变。

囊性纤维化是一个全身性的病变,但最容易被波及的器官是肺。患者会出现气道分泌物难以清除的最初病变,这些分泌物会阻塞气道,不断地诱发呼吸系统的感染,每一次感染都会使肺留下损伤。在20世纪60年代的时候,很少有囊性纤维化的患儿活过10岁的。过去的几十年中由于父母、物理治疗师、护士和医生的极大努力,患儿的存活率得到了极大的提高。现在,囊性纤维化的患者每天都接受规律的有作用的物理治疗,出现任何感染迹象都予以积极的治疗,并且被密切随访,这些患儿得到了父母、老师和专门设立的专业医疗团队的照顾。在这样的治疗下,许多得囊性纤维化的孩子可以活过40岁。

我为什么要举囊性纤维化的例子呢?原因很简单。它是号称不能进行质量监测的专业之一。不能进行治疗质量监控的原因或称为借口有很多,以下就是这个专业的医生和其他一些医疗领域的医生的借口。

- 我们的专业和心脏外科不同
- 我们的治疗不能使我们的患者变好——这是一个逐渐进展的疾病
- 我们没有衡量预后的指标。对你们心脏外科医生来说:死亡和生存是容易鉴定的。我们这个专业没有类似的指标
- 我们的患者的预后结果是很微妙的
- 我们的患者在年龄、疾病的严重程度和疾病的发展速度上有很大的差异

事实上,这些借口都是经不起推敲的。即使仅仅是一家为囊性纤维化病变的患者提供医疗护理的诊所也可以进行预后的监测。我们所要做的就是询问我们自己一些基本的问题:

- 我们所做的一切是为了什么?
- 是否有一种方法可以告诉我们,我们的治疗已经达到了目标?
- 是否存在一个可以让人接受的标准来证明我们的治疗是有用的?

公众会很容易地质疑医生的工作(就像我经常做的):如果医生自己都不知道他们给予患者医学治疗是为了达到什么目的,不知道自己是否已经取得了治疗的目的,也不知道取得的效果是否足够的好,那么医生到底在干什么呢?他们还不如去卖蛇油呢。

让我们回到前面囊性纤维化的治疗质量监控中:一旦我们回答了上面三个问题,如何进行质量监控不就不言而喻了吗?来看看我们的回答:

我们所做的一切是为了什么?

我们知道囊性纤维化是不能被治愈的,而且会不断地恶化,所以我们所能做得最有用的事就是减缓疾病发展的速度。尴尬的是,治疗囊性纤维化的专业医生也是这么认为的。

是否有一种方法可以告诉我们,我们的治疗已经达到了目标?

当然有方法:所有的囊性纤维化患者都被要求随访呼吸功能(就是往一根管子里吹气,用来测量肺的容量和换气功能)。这些检查在患者每次复诊时都是常规要进行的检查,都是安全的、非侵入性的检查。

是否存在一个可以让人接受的标准来证明我们的治疗是有用的?

关于这点我们要听取这个领域专家的意见。总的来说,他们都同意,治疗的目标是使呼吸功能的衰退每年不超过5%。达到这个目标就可以认为治疗是有效的。

以上这些都是黛安娜·比尔顿(Diana Bilton)医生工作的成果,她并且在积极地推动这些措施的实施,比尔顿医生在20世纪90年代的时候在帕普沃斯医院领导关于囊性纤维化疾病的治疗。据我所知,这是世界上首个非手术类的,用真实、可信、相关和客观的指标来进行治疗质量监测的医疗服务。她的行为证明了这种做法不仅适用于心脏外科这么狭隘的专业,而且也适用于其他广泛的外科专业。

这种方法的价值是多方面的。首先,它告诉医生、护士和其他医疗服务提供者怎么去做医疗质量的监控。其次,通过这种方法可以发现并且纠正医疗服务中的偏差(如果你都不知道自己错在哪里,你又怎么可能去纠正自己的错误)。第三点,通过对医疗质量的监控,可以比较不同医疗服务提供者的临床治疗水平,促使治疗水平低的向医疗水平高的学习。最后一点,通过对医疗质量的监控可以对新的治疗方案进行审计和评估。这难道还不足以促使所有临床专业的医生都参与其中吗?

那么,我们现在都做到哪里了呢?

> 我是一个小小的、傻傻的尘埃
> 我只有一次生命,短暂而微不足道
> 但是,感谢近来科技的发展
> 我会活得比我的祖先长两倍
> 我有更多的时间来享受我的生活
> 更多的时间来爱我的妻子
> 更多的时间来分享友情、美酒和咖喱
> 更多的时间混迹于漂亮的嬉皮士中间

嘲弄他们胸前背后装饰的小精灵和蝴蝶

这是澳大利亚喜剧演员、音乐人蒂姆·明钦(Tim Minchin)《风暴》这首歌中的歌词,也许是我知道的最有说服力(也是最有趣的)颂扬科学和现代医学的赞美词。大体上,这也是对非正统医学和不科学思维的恶毒的攻击。它让你在大笑的同时深深思考。

很久以前,医疗行为十分的简单、便宜,许多措施是安全的,当然大部分都是肯定没有什么用的。现在,医学治疗措施复杂、昂贵,有时有些治疗手段还很危险,不过大部分的治疗都是有效的。在过去的几十年中,内科学和外科学的发展在深度、广度、疗效和复杂性上已经达到了令人敬畏的程度。

也就是说,令人羡慕的健康长寿不是因为有高科技的医疗干预实现的,而是源于基础的公共卫生措施,如安全、营养的食品、干净的水、合理的污水处理系统、健康的生活环境、疫苗接种和不吸烟。更多也是因为基础的医疗服务,如抗生素的抗感染治疗。有一部分健康是因为现代高技术水平的昂贵医疗服务。与基础的公共卫生措施相比,现代医学对提高人口总体健康水平的贡献还是比较有限的,但是毫无疑问它在不断地发展壮大。

30年前无法想象心脏外科可以发展到如今的地步。事实上,除了心力衰竭,几乎所有的心脏疾病都可以用手术方法解决,比如冠状动脉疾病、瓣膜关不全、主动脉增宽,甚至是有关心脏电生理紊乱,都可以运用外科手术技术进行治疗。随着科学技术发展,人工心脏迟早会变成一项有效而且便宜的治疗手段,那么治疗心力衰竭就不是什么难事了。医学其他领域的发展同样激动人心,运用腹腔镜技术可以治疗许多腹部脏器疾病,骨科技术的发展可以置换磨损的关节,肾移植可以治疗肾功能衰竭,肝脏移植可以治疗肝功能衰竭，而眼科手术可以治疗白内障和屈光不正。甚至连大脑这样复杂的器官，现在也可以使用手术技术来治疗一部分疾病。癌症治疗的结果要比50年前好太多，许多的癌症现在可以被看作是一种慢性疾病而不是即将死亡的判决。

如果你活得够久，你就有机会受益于一个又一个高科技医疗发展带来的解决问题的机会。如果我们老得到了一定的年龄，我们中的相当大的一部人会需要将已经磨损的主动脉瓣置换掉，安装起搏器，进行冠状动脉搭桥等，这些是我专业领域的问题。更多的是需要置换关节，进行前列腺的手术，切除癌症和对周围血管进行处理。

在这本书里，我有意表述了我的专业领域的弱点。我们时常运用不科学的知识进行工作。我们偶尔会做出愚蠢的决定。我们有时拿我们病人的性命和福祉去冒险。好消息是，尽管比日本丰田汽车制造商将生产质量管控纳入生产系统晚了半个世纪，我们最终还是接纳了“全面质量管理”的理念，我们也开始理解风险管理和安全计划的重要性，虽然比航空业晚了二十几年。我们还有很长的路要走。

此外，我相信医学从来没有像现在这么好过。我们的治疗措施目前是最有效的。我们可以使患者改善症状。我们可以帮助他们活得更长久。我们的治疗措施大都是建立在科学的依据上。我们已经开始从失败和差点失败（低空飞过）中吸取教训，改进我们的方法和系统。我们的工作也越来越透明。在这所有的一切改善中，每一项心脏外科都始终走在前列。所以，请原谅我和我的同事们为此产生的一点骄傲。

今后，你或是你所爱的人也许需要进行心脏手术。我希望我的书可以帮助你提出正确的问题，考虑周全，最后做出对的决定。如果你决定进行手术，把自己的生命交到我或是我的同行们手上，我希望你是有信心才做的这个决定。医学从来没有像现在这么好，也从来没有一个专业像心脏外科这么真实。

致　谢

斯蒂芬·拉奇和史蒂夫·博尔辛向我讲述了在他们经历困难时期的心路历程。我的女儿利拉运用她高超的文学功底帮助我完成了手稿，并且向我提出许多建议，如果没有她这本书大概也不会成稿。彼得·塔拉克是个了不起的代理人，他不仅仅是个代理人，他热情地向我提供他敏锐的洞察力和非常好的建议。菲利普·格温·琼斯和大卫·戈尔丁完美地完成了对手稿的最后编辑。对他们所有人，对我的合伙人弗兰，为她对我不懈和坚定不移的支持表示感谢！

附录 1

始终没有人告知孩子的父母

史蒂夫·博尔辛

布里斯托尔仍然是一个充满田园风光的让人着迷的城市，我在 1988 年的时候曾经满心欢喜地受聘于当地一家医院，成为成人和儿童心脏外科的主任麻醉医师。我太太玛吉和我打算把我们的家安在那里。在当时，心脏外科麻醉是一项具有挑战的工作，它需要把精心的监护纳入工作中。我想要在此大展宏图。我没有想到布里斯托尔会成为我的梦魇，它也是 171 个孩子的噩梦。这些孩子的死亡促进了在儿童医疗服务中管理的建立，拯救了英国乃至世界上成千上万的生命。只是对于这些冤死的孩子来说，这些改变来得太晚了。

当时和我一起工作的外科医生是詹姆斯·维希哈特(James Wisheart)先生。他很快成为西南地区的高年资心脏外科医生，成为布里斯托尔医院心脏外科的主任。在当初，我对于英国小儿心脏外科的临床预后的好坏没有概念。除了心脏外科医生，没有人知道结果。我只知道，在布里斯托尔，小儿的心脏手术要做很长很长的时间。从手术本身来说没有太大问题，但是手术时间过长会产生两个让我担心的问题。首先，长时间的体外循环会导致术后患儿出现比伦敦医院的手术患儿更多的器官损伤。第二个问题是，布里斯托尔医院的小儿心脏手术中长时间的心肌缺氧会对心脏产生严重的损害，患儿因此而死亡的有许多。

我在布里斯托尔医院工作了几个月后，参加了一次对小儿心脏外科专业的审计会议，这次会议证实了我的猜测，布里斯托尔医院的小儿心脏手术死亡率异常的高。这次会议主要针对的疾病是室间隔缺损（VSD，心脏里的一个洞）。伦敦皇家布鲁顿医院和世界其他医院的室间隔缺损修补手术的死亡率都很低，大约在1%。统计数据显示，这样简单的手术在布里斯托尔医院死亡率却高得可怕，竟然达到了30%。布里斯托尔医院的问题，不是外科医生和心内科医生没有意识到这么高的死亡率，而是他们没打算通过改善治疗措施来降低死亡率。在当时，召开审计会议是一项革命性的先进的做法，在布里斯托尔医院这样做或许已经走在了许多中心的前面。然而，布里斯托尔医院的态度是，对审计会议的各项证据和医院的年度报告置若罔闻。

布里斯托尔医院的儿科处境困难已经很多年了。1980年卫生部颁发的一个专家指南认为，一个小儿心脏外科医生每年至少要做50台一岁以下患儿的心脏手术，以保证手术质量不下降。那些每年有超过50台幼儿心脏手术的单位，手术死亡率要比不到50台手术的低。布里斯托尔医院从来没有达到这个标准，也从来没有位列推荐的“跨地区小儿心脏手术中心”列表，这张表是由诺曼·哈利迪（Norman Halliday）医生主持的跨地区服务咨询公司（Supra-Regional Services Advisory Group，SRSAG）罗列的。委员会对布里斯托尔医院的小儿心脏外科是这样描述的“不是一颗闪闪发光的星星”，“不是照亮前行的领路灯”。但是在1983年，考虑到布里斯托尔医院在英格兰西部这样一个地理位置，它被推荐为跨地区中心。完全没有考虑到当时已经存在的高手术死亡率。

威尔士的加的夫市距离布里斯托尔71公里。1986年，加的夫市的心脏病专家安德鲁·亨德森(Andrew Henderson)教授与南安普敦(距离加的夫市222公里)的小儿心脏中心商议，请他们接手治疗来自加的夫市和威尔士的心脏病患儿。之所以这么做，他是仿照了普利茅斯(距离布里斯托尔193公里)的儿科医生，他们也在这一年把心脏病患儿送到了距离普利茅斯245公里的南安普敦的小儿心脏中心进行治疗。他们舍近求远的目的就是不想让患儿在"高死亡率"的布里斯托尔中心进行治疗。但是没有人告诉普利茅斯、加的夫和布里斯托尔的父母们。那个时候，对布里斯托尔的批评是如此尖锐，威尔士的首席卫生部官员，加雷斯·克朗普顿(Gareth Crompton)教授不得不与英格兰的首席卫生部官员唐纳德·艾奇逊(Donald Acheson)爵士讨论这件事。克朗普顿教授被建议要把真实情况告诉诺曼·哈利迪医生。

同年，特伦斯·英格利希(Terence English)先生写了一份联合报道指出，尽管布里斯托尔医院没有完成卫生部规定的每年最少50例低龄幼儿的心脏手术，哈利迪医生的SRSAG仍然把布里斯托尔医院推荐为跨地区中心。到了1987年，批评的声音一浪高过一浪，BBC威尔士电视台甚至播出了一部关于在布里斯托尔中心治疗的南威尔士儿童生存率的纪录片。

1989年我发现的问题是，在布里斯托尔医院年龄小于1个月的新生儿是手术风险最高的人群。到了1990年6月，在与一位高年资的同事商量了之后，我忍不住写信给约翰·罗伊兰斯

(John Roylance)医生表达了我的担忧,罗伊兰斯医生将会成为布里斯托尔皇家医院的首席执行官。他对我写的信回复得很快。首先,首席运营官否定了我的关切。其次,与医院顾问委员会主席的会议得出的结论是,我被我的上级医生利用了。最后,我参加了一场别有用心的会议。会上明显被激怒的维希哈特先生甚至威胁我说:“如果你还想在布里斯托尔待着,你就再也不要把小儿心脏外科的结果向外界透露。”强烈地带着恶毒的态度增加了这句话的恐吓性。几周以后召开的麻醉审计会议更增加了这个威胁的真实性,这次的麻醉审计会议是讨论关于小儿心脏外科手术的。大不列颠和爱尔兰麻醉医师协会的会长,他本身也是一位心脏外科麻醉医生,建议要谨慎处理这件事情,因为正像他说的,“史蒂夫让自己处在了一个危险的境地,所谓枪打出头鸟”。他的话很隐晦,但是对于我这样一个只想为患者提供最好服务的低年资麻醉医生来说是非常发人深省的反馈。

这一年的晚些时候,由外科医生自己总结的关于布里斯托尔医院的年报指出,“复杂”和“中等复杂”小儿心脏手术的死亡率是全国平均水平的 2 倍。也就是说,外科医生和心内科医生他们自己是知道布里斯托尔医院的小儿心脏外科是多么的糟糕。然而他们联合起来装聋作哑,这表示他们没有心思想要改善他们的转诊或是手术,来降低死亡风险和对他们患者的严重伤害。没有证据表明他们打算对高死亡率做点什么,也不打算警告一下他们幼弱的患儿的父母。

我继续收集我的患者的审计数据,包括如果他们不在这家医院手术是否能够存活的重要结果。我收集的数据却增加了我对小儿心脏手术危险性的焦虑。我现在深信小儿心脏手术的致死性,我决定向布里斯托尔以外的医院寻求职位。我去找麻醉科的教授，请他给我写一份推荐信。我和他解释了关于小儿心脏手术的预后，他表示在他70年代受聘于布里斯托尔医院的时候，他就已经知道心脏手术时间很长的情况。他的第一个工作就是裁判心脏外科医生和心脏麻醉医生之间关于心脏手术时间长短的分歧。现在，他和我取得了一致意见，我来收集所有小儿心脏手术的死亡数据，如果我在分析数据上有困难，他会请高年资讲师来帮助我分析数据。我和安迪・布莱克（Andy Black）在1991年的8月开始收集数据。

到了1992年的夏天，大卫・汉米尔顿（David Hamilton）教授又在卫生部主持下召开了两次审计会议，一次是和皇家外科医师学会的成员，一次是和哈利迪医生SRSAG组织内的皇家内科医师学会。审计会议都提到了，布里斯托尔医院的心脏手术死亡率是英国其他任何一家心脏中心的2倍。布里斯托尔医院的麻醉医生约翰・佐拉布（John Zorab）给当时的皇家外科医师学会的主席特伦斯・英格利希爵士写了封信，信里主要提及了布里斯托尔皇家医院的高死亡率问题。特伦斯爵士在看过了汉米尔顿教授给SRSAG的报告后，与汉米尔顿教授讨论了这件事。汉米尔顿教授表示，他和他的团队的确没有花太多的注意力在这份报告表1中的数据上。而这些数据反映了布里斯托尔在很多情况下的手术死亡率是其他中心的2倍。

特伦斯爵士和汉米尔顿教授同意在这件事情上要给予政府高度的关注和行动。他告诉哈利迪医生他们的建议，SRSAG应该去除布里斯托尔医院作为小儿心脏外科中心。然而在特伦斯爵士出国期间，基思・罗斯（Keith Ross）爵士和汉米尔顿教授又重新审读了这个决定，在和工作组其他成员商量之后，基思爵士建议哈利迪医生不能因为布里斯托尔医院的高死亡率而把她从中心名单中去除掉。汉米尔顿教授在给特伦斯爵士的信中阐述了这么做的理由：他担心单独给某一个单位重新定位的决定会在过程中泄露出去，从而使该单位的信誉受到影响。SRSAG 于是决定在七月份的会议上给所有的中心重新定位。这个决定使很多孩子丢掉了性命。

然而，还是没有人想到应该要警告孩子们的父母亲。

1992 年底，我和安迪·布莱克(Andy Black)初步得到了结果，制作了一张骇人的统计图表。从几年前开始与全国平均水平相比，布里斯托尔医院没有一项手术的死亡率是比平均水平低的，有几项手术的死亡率则要高出许多。我们讨论后觉得，布里斯托尔医院应该专注于那些水平和全国平均水平相当的手术，只有当我们肯定我们有能力安全完成风险更大的手术时，我们才可以开展难度更大的手术。但这个结论并没有在医院的任何一个层面引起波澜。我们带着小儿心脏内科医生修改过的数据去找布里斯托尔医院新的心脏外科教授詹尼·安杰利尼(Gianni Angelini)。他对这样的结论并不吃惊，因为在英国心脏外科界，布里斯托尔的高死亡率是一个公开的秘密。

我和安迪的调查结果比我们认为的还要严重，但是没有人质疑维希哈特先生，因为当时他是一位高年资的心脏外科医生，是心脏外科的头，是医院医务委员会的主席(代表了医院所有的高年资医生)，也是整个医院的医务主任。情况在继续恶化，有更多的儿童和婴儿出现了不必要的死亡。我打算放弃我小儿心脏外科的培训。

布里斯托尔医院的外科医生做的“大动脉转换术”预后极其的差。这个手术很复杂，风险大，对手术技术要求很高。在布里斯托尔医院，1 个月以下的小婴儿手术死亡率是 9/13。而距离我们仅仅90公里远的伯明翰，比尔·布劳恩(Bill Brawn)医生已经为超过200位小患者进行了这样的手术，却仅仅只有1例死亡。然而，1994年12月，布里斯托尔医院的外科医生贾纳丹(Janardan Dhasmana)计划给一个18个月大的孩子乔舒亚·洛芙迪(Joshua Loveday)做大动脉转换术。我、詹尼和安迪都吓坏了，请求他们再慎重地考虑一下这个决定。我联系了伯明翰的比尔·布劳恩医生，他曾经为第一次做这类手术就失败的贾纳丹提供了再培训。比尔医生认为，从贾纳丹医生在他那里再培训的情况来看，贾纳丹医生没有能力来完成这项手术，因此他不应该做这台手术。然而，比尔医生不允许我把他的观点和贾纳丹或其他任何人沟通，因为这可能会毁了他主持的小儿心脏外科医生的培训计划。我们3个人最后一致决定联系卫生部的彼得·多伊尔(Peter Doyle)医生，希望能阻止这台手术的实施。不幸的是，外科医生们并不打算改主意，直到术前的晚上，维希哈特先生组织了一次术前讨论。

詹尼和安迪当然没有被允许参加会议，不过我参加了。会议主要是说乔舒亚的手术是必须要做的，而且很紧急。会上把布里斯托尔的大动脉转换术的临床数据和全国的平均数据进行了比较。不过因为进行了进一步的分组，所以统计数据变成了没有统计学意义，而布里斯托尔医院的可怕预后就这样被掩盖了。维希哈特先生然后就提出，手术应该继续。看到全场没有异议，我深吸了一口气，说“不”。

我的意思是，布里斯托尔医院这个手术的预后很差，贾纳丹医生去伯明翰再培训也没有多少提高。我列举了伯明翰这个手术的低死亡率，而且告诉他们我对此研究了很长时间，得到的研究结果也已经上报给了卫生部。我的研究显然吓到了各位带组的外科医生，他们明显没有想到会有外部人士在做调查。我觉得乔舒亚应该到其他中心去做手术，如果他在我们这里手术失败会产生非常严重的影响。尽管我的话受到了激烈的批评，最后大家决定用投票的方式来决定结果，而我要求把我的这个少数派意见记录在案。我不知道的是，彼得·多伊尔定期和罗伊兰斯医生（布里斯托尔医院的首席运营官）联系，讨论了做手术的决定。彼得还坚持要维希哈特先生主持术前的讨论。彼得和罗伊兰斯医生都没有预料到，他们俩都会同意乔舒亚的手术继续进行。

还是始终没有人去警告孩子的父母。

那天晚上是我职业生涯中最糟糕的时候。远比连续值五天班还要疲惫，那是真正的痛苦，明知道仅仅是为了追求手术的成就感，却把一个孩子的生命放在危险之中，而我无能为力。我和我妻子玛吉商量是否应该告诉乔舒亚的父母，让他们把孩子带到伯明翰去治疗，但是如果我们这么做了，几乎可以肯定会遭到孩子父母的质疑，也会使我们的执业执照被吊销，注定从一开始这样做就不会成功。我至今仍然疑惑，乔舒亚的父母是否希望我们告诉他们真相。如果是现在，我会这么做。但当时我还没有那么大的勇气。

1995年1月12日，乔舒亚被推上了手术台。晚上的时候，我打电话到手术室询问手术的进展。一个手术室护士小声告诉我经过了12个小时乔舒亚还没有下手术台。我知道情况不妙，一个小时后，詹尼·安杰利尼告诉我乔舒亚死在了手术台上。玛吉和我都很悲愤。我们愤怒是因为医院怎么可以这么冷血，只是为了追求手术成功的成就感就牺牲掉一个孩子的生命。这是一个不可原谅的行为，但谁又会为此负责呢？

卫生部决定让外部调查人员来调查布里斯托尔医院的小儿心脏外科的临床治疗情况。医院请的调查人员是马克·德勒瓦尔(Marc de Leval)和斯图尔特·亨特(Stewart Hunter)医生,前者是伦敦奥蒙德医院的心脏外科医生,后者是纽卡斯尔的小儿心脏内科医生,1992年还参与撰写了为哈利迪医生的委员会进行的调查报告,这份报告导致了特伦斯·英格利希爵士建议取消布里斯托尔的心脏中心地位。斯图尔特·亨特医生在正式调查前一天晚上到达了布里斯托尔,并且和小儿心脏内科医生碰了面。

调查当天,我面对的是一群怀有敌意的调查人员,我拿出了我从各种渠道获得的结果,包括年报、报表、手术结果和图表,所有东西我都装在了一个透明的塑料信封中。直到我告诉他们,我的调查结果来自多种渠道,甚至还包括了外科医生,他们才似乎有点相信我的话。

"独立调查组"的第一份报告指出,维希哈特先生是一个"高风险的外科医生",他必须立即停止进行小儿心脏手术。贾纳丹先生要在大动脉转换手术上进行再培训,但不妨碍他进行其他小儿心脏手术。这份报告完全不能被医院接受,至少有一个外科医生不会接受这份报告。当罗伊兰斯医生休假回来,这份报告就被改写了。可悲的是,没有人还记得还存在有最开始的那份报告。这样做的后果就是另一条年轻生命的牺牲。安德鲁·佩亚科克(Andrew Peacock)在5月1日由维希哈特先生主刀手术,一个月以后因为脑损伤死亡。没有人告诉他的父母维希哈特先生是"一个高风险的外科医生"。而这一天,新的安全的小儿心脏外科医生阿什·帕瓦德(Ash Pawade)开始在布里斯托尔医院工作。

我不知道到底是谁改变了这一天这个男孩的命运。第二个版本的结论是，由于麻醉医生的关注削弱了外科医生的自信心，导致了外科医生手术的失败！在这个奥威尔式的组织中，问题的源泉不是外科医生，而是麻醉医生。修订后的报告发给了布里斯托尔的BBC电视台，我认为我有权为自己是据说造成高死亡率的罪魁祸首进行辩护。我的上级医生劝我不要接受采访，我觉得自己完全可以完成BBC电视台的电视采访。

就在同一周，每日电讯报的一位记者联系我，想和我讨论一下有关心脏外科手术死亡率的一些数据，第二天，采访的内容就在每日电讯报上发表了。那天早上，我的首要工作就是向罗伊兰斯医生解释，为什么他管辖的医院那么糟糕的小儿心脏外科的情况会被一份有影响力的日报在头版报道。这可真不是令人愉快的经历，所幸报纸把我的名字拼错了。最后，我只是被指责在处理媒体调查时太幼稚，但是，当我离开罗伊兰斯医生的办公室时，他说了一句很奇怪的话，“史蒂夫你知道，你是对的，但你还是太年轻了”。他的话让我很疑惑，也很受挫折。其实他是知道小儿心脏外科存在问题，也知道我对此提出疑问是对的事情，可是他仍然允许高年资的医生来支配孩子们的最高利益。这是极其不道德的、不可以被接受的态度。然而，在布里斯托尔医院的管理构架中，我人微言轻，真相在大家的心照不宣中继续被掩盖。

那些患儿的父母亲仍然被蒙在鼓里。

布里斯托尔皇家医院的事件后来演变成了一件法律案件，调查显示，至少有一例相关案件的关键证据不翼而飞，这个案例是由维希哈特先生主刀的手术。这份重症监护病房的病史在维希哈特先生从病史室取走后就再也找不到了，这份病史可以证明一个孩子因为医源性引起的永久性脑损伤原本是完全可以避免的。当时,我的报告证实了这件事。

下议院议员道恩(Dawn Primarolo)和简·科斯顿(Jean Corston)(现在的科斯顿男爵夫人)在下议院询问了我。不幸的是,众人仍然在回避问题,真相还没有大白天下。好在,父母们更多地参与了进来,他们决定要揭露真相。北德文郡的威利斯夫妇想通过尼克·哈维(Nick Harvey)议员追查真相,他们的儿子丹尼尔因为贾纳丹先生主刀的大动脉转换术而死亡。

我在其他英语国家的医院寻求职位,也包括了澳大利亚。最后我在澳大利亚吉隆的一家医院获得了一个麻醉科主管的职位,开始了我新的心脏麻醉的生涯。布里斯托尔有位新闻调查记者詹姆士·加勒特(James Garrett)在此之后联系了我。我打算说出整件不光彩的事情,但是因为害怕英格兰医疗界的当权者打击报复,在我离开英国后报道才见诸于世。1996 年 4 月《破碎的心》问世。第二天,《时代杂志》就刊登了题为《他们为什么允许如此多的人死去?》的文章。作者是来自布里斯托尔的威廉·里斯莫格(William Rees-Mogg)爵士。文章严厉指责了医院的管理,点名批评了维希哈特先生和罗伊兰斯医生。

我还写信给英国的医疗委员会(General Medical Council, GMC),这是管理医生的政府机构,向它报告了发生在布里斯托尔的事件,暗指它可能犯了“严重的渎职”。我后来才知道,我是唯一一个向 GMC 报告发生在布里斯托尔事件的医生,我相信在当时英国的医疗界这是一个不可磨灭的污点。GMC 不得不立即采取行动,组织了一场调查。这将是它 140 年历史上最长最昂贵的一次调查行动。调查显示,在布里斯托尔死亡的孩子如果能够在其他中心接受治疗,他们就可能存活。

GMC纪律委员会的调查结果在1998年公布于众。委员会认为罗伊兰斯医生、维希哈特先生和贾纳丹先生有渎职罪。罗伊兰斯医生和维希哈特先生要被吊销执照，而贾纳丹先生需要进行再培训。罗伊兰斯医生对委员会的决定表示不服，并进行了上诉。枢密院维持了原来的判决，这强化了在医疗行为中占主导地位的医疗从业者在治疗过程中必须承担主要责任的法律效应，这也是患者在治疗过程中应该享有的福利。如果忽略了这种责任，就可能被吊销行医执照。

到了1998年底，布里斯托尔医院宣称成人心脏手术的调查结果也已经产生。维希哈特先生原先一直声称盯着检查他的小儿心脏手术的预后是不公平的，因为小儿的心脏手术只占了他全部工作很小的一部分，他余下的工作都是很出色的。但是，调查的结果却与他声称的非常的不同。

就成人搭桥手术来说，维希哈特先生的手术死亡率接近他同事的6倍。其他心脏手术的死亡率是他的同事的4倍。结论就是，维希哈特先生就算是做熟练的成人心脏手术也是做不好的。他根本就不应该开始做小儿心脏手术，因为小儿的心脏结构更小，缝合时更脆弱。这些有关手术死亡率的数据实际上很多年以前就存在了，但是没有人，至少皇家学院或是卫生部都没有打算告诉他，让他停止进行这样有危害的手术。我认为现在的英国情况已经大不相同了。

心脏外科学会对此的反应是让人捉摸不定的矛盾。吉隆的高年资心脏外科医生参加完1998年的欧洲心脏外科年会回来后调侃我，说我是“欧洲最让人痛恨的心脏麻醉医生”。我没有想到为了挽救许多的生命，我要吞下这枚苦果。《柳叶刀》和《英国医学杂志》刊登的文章阐述了布里斯托尔医院可怕的死亡率。

然而仅仅在我离开2年后，布里斯托尔医院的心脏手术死亡率从20世纪90年代初的30%下降到不到3%，成为英国手术最安全的中心之一。

如果能挽救孩子的生命，遭人忌恨我也认了。

1998年6月，下议院通过了以下动议：

> 下议院注意到了史蒂夫·伯尔辛(Stephen Bolsin)医生的勇气，这位高年资的麻醉医生在20世纪80年代末和90年代初就首先揭露了布里斯托尔皇家医院小儿心脏手术的高死亡率；我们很遗憾这些悲剧都是人为造成的；我们也注意到了，NHS此后从这些事件中吸取的经验教训、提出的改进措施都是基于伯尔辛医生忘我地决定说出真相；相信他的行为是其他人的楷模；赞赏他把患者的利益置于掩盖陋习的专业压力之上。

其他的反馈也是建设性的。新的卫生部长利亚姆·唐纳森(Liam Donaldson)教授和地方卫生部门官员加布里埃尔·斯卡利(Gabriel Scally)医生(就是那个看着丑闻在他眼鼻子底下发生的家伙)发表了一篇文章，概述了临床治疗原则。这已经被全世界接受为临床治疗的一部分，自从这些原则出现，就算没有上百万，也有成千上万的生命被挽救回来。我很自豪这能对提高患者安全性做出持续性贡献，追根溯源还是要感谢“布里斯托尔心脏灾难”。我对医学专业的贡献就是升级了态度，在80年代和90年代流行的格言是“你做得最好的就足够好了”(your best was good enough)。新的格言是“最好的就足够好了”(the best is good enough)，也就是说你要达到最好，这是单位和个人进行衡量和比较的指标。只有这样，患者才有信心在全国各地都可以找到合格的专业人员，知道自己接受的治疗是非常安全的。

卫生大臣宣布，由伊恩·肯尼迪(Ian Kennedy)教授主持一项公开调查，主要针对1984～1995年期间，布里斯托尔医院小儿心脏手术的治疗和护理情况。他们的结论认为，从1991～1995年期间，在小于1岁患儿的心脏手术中，有超过35例患儿如果在英国其他中心治疗的话是不会出现死亡的。调查认为在布里斯托尔医院存在"俱乐部文化"，就是在医院中高年资的医生享有特权，医院的管理权力掌握在少数人手中。外科医生"缺乏洞察力"，并且"有行为缺陷"。为了避免直接表扬个人，肯尼迪教授强调了我在揭露布里斯托尔医院丑闻事件中的重要地位，他总结道："他坚持，他这样做是对的。"肯尼迪教授的调查为NHS贡献了200多条建议，他收集的证据和记录保存起来纪念那些死去的孩子。

布里斯托尔事件最后冤死的人数是171个孩子，如果他们在伯明翰或是伦敦的医院进行手术治疗，他们会还活着。从来也没有人去警示那些孩子的父母们。

到现在也没有人去调查到底有多少成人是冤死的。

附录 2

真正令人难忘的事情

斯蒂芬·拉奇

这张转诊单像其他的转诊单一样：提供的信息极少，被随意地放在桌子上。我知道要把这个患者转诊过来还需要时日。它就静静地躺在其他 20 多张转诊单上，但是几天以前我和这位患者的心脏内科主治医生通过电话，知道有关这位 17 岁患者吉姆的情况。我们大概地交流了一下有关这位患者的病情，有巨大的升主动脉瘤，心功能差，需要在合适的时间用人工血管来置换升主动脉，以避免动脉瘤发生急性的、致命的破裂。

吉姆原来是个看着挺健康的年轻人，但是最近经常出现严重的胸痛。他有“马凡氏综合征”所有的临床表现：人瘦长，有“双关节”，就是他比大多数人都要灵活。如果上瑜伽课，这倒是一个优点，不过在马凡氏综合征里，这表示患者的结缔组织异常。这种遗传性的结缔组织异常会影响全身很多脏器，但是影响最大的就是主动脉根部，是人体内最粗的一根动脉，是全身血液供应的开始。这根血管的血管壁天生薄弱，在动脉压力的不断作用下，主动脉的根部会像气球一样膨出，使得主动脉根部变粗，失去原来正常 3 厘米左右的尺寸。吉姆的主动脉根部有 11

厘米，可以预见动脉瘤会随时破裂，导致死亡。

主动脉根部就是血液流动的管道，但是在那里存在有非常重要的结构。在它开始的地方有主动脉瓣，是一个设计巧妙、轻盈的三叶结构，心脏收缩时血液能轻松地通过瓣膜进入循环系统，心脏舒张时又能阻止血液倒流入心脏。因为主动脉根部的扩张，使得吉姆主动脉瓣的三个瓣叶不能在中间聚合，这样就不能阻止血液的倒流，心脏舒张时血液轻松地回到了心脏。这叫作主动脉瓣关闭不全，心脏可不喜欢这样。它需要做更多的功来把多出来的血液泵入循环，可又无可奈何地看着好不容易泵出去的血液又回来，没办法还得更努力地把流回来的血液再泵出去。心脏会对这样的改变进行代偿，但是它天生就不是为负担更多的血液而设计的，长此以往，心脏会变大，心功能会衰竭。吉姆的心脏已经是这样了，心脏变大，心功能衰竭。在主动脉根部另一个重要的结构就是冠状动脉，左、右冠状动脉都起源于主动脉根部。冠状动脉是滋养心脏的血管，心肌收缩、舒张需要的能量都需要由冠状动脉来供应，置换升主动脉根部时，必须要确保冠状动脉能够继续正常的工作。

我和吉姆的主治医生通了电话，我们一致认为吉姆应该尽快到我的医院住院治疗，这样他和他的家里人可以和我一起讨论病情，并且制订手术计划。我们知道吉姆的病情已经不容耽搁，需要尽快手术，因为他的主动脉根部已经太粗了。他其他的动脉血管也需要手术置换，不过现在最重要的是他的主动脉根部。其他的可以等。

吉姆到达病房的时候如同我们想的那样，高得出奇，陪他来的双亲则身材中等。他们很快就办妥了入院，我们决定给吉姆的主动脉根部置换一段涤纶编织的人工血管，用机械人工瓣膜替换掉他关闭不全的主动脉瓣。我们还要小心地把他病变血管上的冠状动脉移植到人工血管上,以保证心肌的血液供应。这是一个高难度的手术,我们需要做很多步骤:切除病变的主动脉根部,游离冠状动脉,切除病变的主动脉瓣,植入一个新的人工瓣膜,换上一段新的血管,再把冠状动脉缝合到新的血管上,然后把人工血管和远端正常的动脉连接起来。手术时间会很长,对于已经存在功能衰竭的心脏而言,如何进行心肌保护是个关键。我们使用冷的高钾溶液来保护心肌,并且尽可能快地完成手术,减少缺氧对心肌的损害。主动脉根部置换和主动脉瓣置换虽然不常见,不过对于对主动脉外科感兴趣的我来说是个熟练的手术。

受到吉姆和他父母的鼓励,我们决定勇往直前,我们甚至答应他们在术中为他们拍几张手术的照片。手术日终于来临,我们已经仔细地反复地研究过了手术计划。

手术开始,我们为吉姆建立了体外循环,就是用管路把静脉血从右心房引出,经过氧合后,将动脉血通过他的一条动脉输入整个循环,这样当他的心脏不跳动时他还能活着。我们计划尽可能地切除病变的主动脉,最后一部分就是将人工血管缝合到远端的正常动脉。这个时候我们需要停止吉姆的整个循环,而为了在停循环期间不损伤脑细胞,我们需要为吉姆降温,所以当体外循环一开始,我们就开始为吉姆降温,使他血液的温度从37℃降到18℃。在降温期间,我们阻断了主动脉,向冠状动脉内灌注冷的高钾停跳液,使心脏停止跳动,并且计划每20分钟左右灌注一次,以减少缺血对心肌的损伤。我们切开主动脉,切除吉姆的病变主动脉瓣,游离冠状动脉开口,并且切除了病变的血管。我们置换了一个很大的人工机械瓣膜,将人工血管和心脏连接起来。所有的一切按照我们的计划有条不紊地进行着。下一步就是将冠状动脉的开口缝合到新的人工血管上。因为吉姆原来的主动脉有 11 厘米粗,而人工血管只有 3 厘米,所以冠状动脉缝合到新的血管时有点短。我们需要延长冠状动脉。因此,我们立即在吉姆的下肢取了两段大隐静脉,这对他不会产生什么影响,但可以连接在冠状动脉开口上,使冠状动脉足够长。这时,吉姆的体温降到了 18℃,可以安全地停止血液供应,让我们完成最后的缝合,将人工血管连接到远端正常的血管上。

这个步骤完成的一点问题都没有。我们排空了心脏里的气体,重新开始体外循环。我们对吉姆开始复温,使他的体温从 18℃恢复到正常的 36～37℃。这时候我们开放心脏的血液供应,让血液进入冠状动脉冲刷原有的高钾溶液,使心脏重新开始跳动。手术缝合的地方没有漏血。在复温的时候,我们检查了所有的手术吻合处,吻合良好,冠状动脉和新的人工血管之间的延长的静脉充盈良好。当吉姆的体温恢复到正常时,我们逐步减少体外循环的流量,打算让吉姆脱离体外循环支持,然而这时候问题出现了。

吉姆的心脏完全不能维持他的循环。这是一个非常糟糕的情况。是不是因为冠状动脉供血有问题导致了心肌收缩无力?我们不能确定,不过为了安全,我立刻重新从吉姆的下肢取了静脉血管,用静脉血管给冠状动脉搭了桥。但是,这样做没有什么效果,心功能没有得到改善,我们很沮丧。因为到目前为止,我们束手无策,我们不知道还能做什么来改善吉姆的心功能,唯一有优势的是吉姆还年轻。我工作的医院是可以为终末期心功能衰竭的患者进行心脏移植的中心,但是我不可能想要一颗供心的时候就能从捐献者那里得到一颗心脏:供心不是放在那里等你来取的——寻找脑死亡的捐献者是要花时间的,也许几天,也许几周。我向我的同事寻求帮助。我们打算用机械辅助装置或是人工心脏来进行长期的生命支持:但因为技术原因没能够实施。我们唯一的希望就是尽可能延长吉姆的体外循环时间,希望他的心脏能够在这段时间内恢复收缩力,能够支撑他的循环,使他能够存活。我们这样做了,但是并没有起什么作用。我们不得不面对一个事实,吉姆于手术中死亡,这就是吉姆死亡的经过。

我很受打击。我感觉我们已经采取了我们所能想到的方法来保护他已经功能受损的心肌细胞,为什么这些方法最终没有用呢?被欺骗的感觉萦绕着我,我把这个可怕的和意想不到的消息告诉了他担心不已的父母。也许过长的手术时间已经暗示了他们坏消息。他们比我想象中更平静地接受了这个结果。

值得反思的是,尽管我们都试图去通融,却变成了现在这样的局面,我意识到如果使用 EuroSCORE 评分我们可以更了解手术的风险。这是一个我们运用术前特征来预测死亡危险的工具。对于这个手术来说,EuroSCORE 预测吉姆的死亡率是 1/5,但是事实上导致吉姆死亡的原因是,他已经受损的心功能在手术中被进一步损伤了。

死亡是对你手术最有力、最无可辩驳的批评,尤其是患者死在了手术台上,而且是一个如此年轻的患者。甚至到现在很多年都过去了,我仍然在脑海里一遍遍地重复手术的步骤,尤其是那些我们运用来预防损伤吉姆受损心肌的措施,只是一次又一次地发现,我们所做的一切按照任何标准都是“好的措施”,事实证明并没有达到我们认为的作用。所以,吉姆在帕普沃思住院的日子就会时不时地跃进我的脑海里,我知道穷其一生我可能也不会忘记这件事,真正是一件难忘的事情。

参考文献

[1] Arrowsmith, J. E., et al. 'Local Clinical Quality Monitoring for Detection of Excess Operative Deaths'. *Anaesthesia* 61(5), 2006, pp.423 - 426

[2] Farid, S., et al. 'FIASCO Ⅱ: failure to achieve a satisfactory cardiac outcome study: the elimination of system errors'. *Interactive Cardio Vascular and Thoracic Surgery* 17(1), 2013, pp.116 - 119

[3] Freed, D.H., et al. 'Death in Low-risk Cardiac Surgery: the failure to achieve a satisfactory cardiac outcome (FIASCO) study'. *Interactive Cardio Vascular and Thoracic Surgery* 9 (4), 2009, pp.623 - 625

[4] Goldstone, A.R. et al. 'Should Surgeons Take a Break after an Intraoperative Death?: attitude survey and outcome evaluation'. *British Medical Journal* 328 (7436), 2004, pp.379 - 382

[5] Landsberger, H.A. *Hawthorne Revisited*. Cornell University Press, Ithaca, New York, 1958

[6] Lovegrove, J., et al. 'Monitoring the Results of Cardiac Surgery by Variable Life-adjusted Display'. *The Lancet*

350(9085), 1997, pp.1128－1130

[7] Nashef, S.A., et al. 'Risk Stratification for Open Heart Surgery: trial of the Parsonnet system in a British hospital'. *British Medical Journal* 305(6861), 1992, pp.1066－1067

[8] Nashef, S. A., et al. 'European System for Cardiac Operative Risk Evaluation (EuroSCORE)'. *European Journal of Cardio-thoracic Surgery* 16(1), 1999, pp.9－13

[9] Nashef, S.A.. 'What Is a Near Miss?' *The Lancet* 361 (9352), 2003, pp.180－181

[10] Nashef, S. A., et al. 'EuroSCORE Ⅱ'. *European Journal of Cardiothoracic Surgery* 41(4), 2012, pp.734－745.

[11] Noorani, A., et al. 'Time until Treatment Equipoise: a new concept in surgical decision making'. *JAMA Surgery* 149(2), 2014, pp.109－111

[12] Papachristophi, O. et al. 'Impact of the Anesthesiologist and Surgeon on Cardiac Surgical Outcomes'. *Journal of Cardiothoracic and Vascular Anesthesia* 28(1), 2014, pp.103－109

[13] Parsonnet, V., et al. 'A Method of Uniform Stratification of Risk for Evaluating the Results of Surgery in Acquired Adult Heart Disease'. *Circulation* 79 (6 Pt 2), 1989, I pp.3－12

[14] Shahian, D. M., et al. 'Cardiac Surgery Report Cards:

comprehensive review and statistical critique'. *The Annals of Thoracic Surgery* 72(6), 2001, pp.2155 - 2168

[15] White, V. et al. 'The Effect of a Surgeon's Leave on Operative Outcomes'. *Bulletin of the Royal College of Surgeons of England* 89(5), 2007, pp.174 - 175

延伸阅读

1. Better: a surgeon's notes on performance. Atul Gawande, Metropolitan Books, New York, 2007
2. Complications: a surgeon's notes on an imperfect science. Atul Gawande, Metropolitan Books, New York, 2002
3. Risk: the science and politics of fear. Dan Gardner, McClelland & Stewart, Toronto, 2008
4. The Report of the Public Inquiry into Children's Heart Surgery at the Bristol Royal Infirmary 1984 - 1995: learning from Bristol. Bristol Royal Infirmary Inquiry, Department of Health, London, 2001